Qué es el K.O.?

Edición en español

Takuya Futaesaku

MOISÉS FALLAS WAHRMANN

&

Fightology World Team

DEDICATION

Este libro está dedicado a
PRINCE
&
BROTHER JOHN BLACKWELL

"For all of us, life is death without adventure, and adventure only comes to those who are willing to be daring and take chances."
(Para todos nosotros, la vida es muerte sin aventura, y la aventura sólo llega a aquellos que están dispuestos a ser atrevidos y tomar riesgos.)

Prince 1958-4ever

AGRADECIMIENTOS

Deseo agradecer a mi familia. Hiroko, Sheila, Nate, mamá, papá y Toru. Todos mis amigos en el mundo de la lucha, muchas gracias por estar en mi esquina, no sólo en los buenos tiempos, sino también en los malos tiempos. Me encantaría mostrar mi amor a mis especiales amigos en el mundo de la música. Todos ustedes son mis héroes y gran inspiración. Arigato Gozaimasu.

Dr. F.

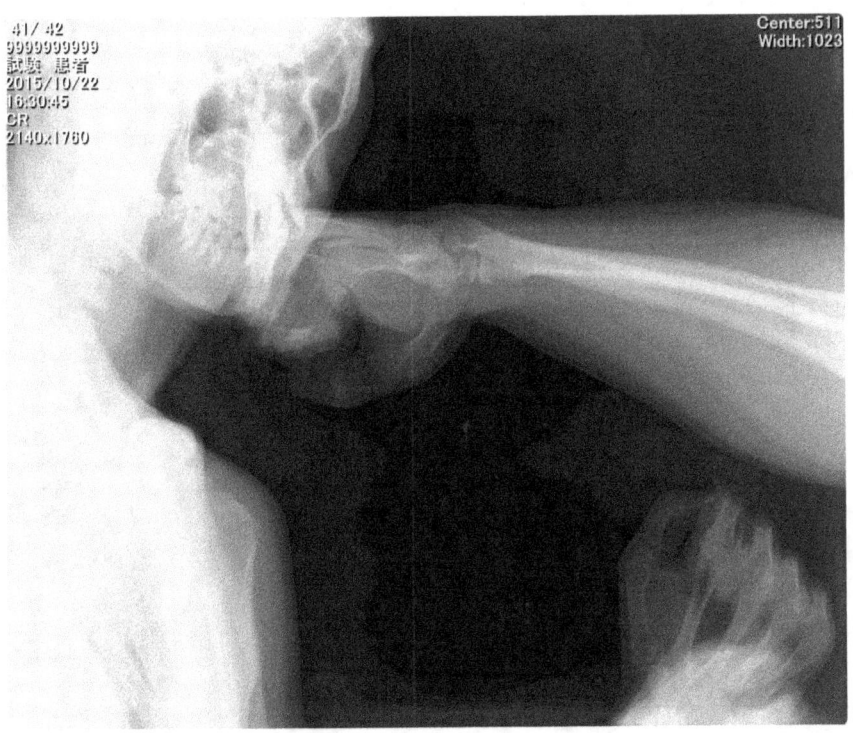

Con el Fightology World Team

HIROSHI KATSUI/MAURICIO CARRANZA/
FABIO ROSCH/MOISÉS FALLAS WAHRMANN/
JUAN MA Z PIEDRA/DAVID ORSINI/
DAN NAKAMURA/HON KUEN MA/
MASASHI   SAITO/HIDEO KATO/
JUAN CARLOS AUGE ROS/JASON LAM/
DANIEL PEREZ/JASON DROGUETT/
ANGUS WONG/CHI KIN FUNG/GAVIN SZETO

Contenido

1: Qué es el K.O.? -Cerebro-

2: Qué es el K.O.? -Cuerpo-

3: Qué es K.O.? -Patada baja-

4: Qué es K.O.? -Sentido del K.O.-

1:QUÉ ES EL K.O.?
-CEREBRO-

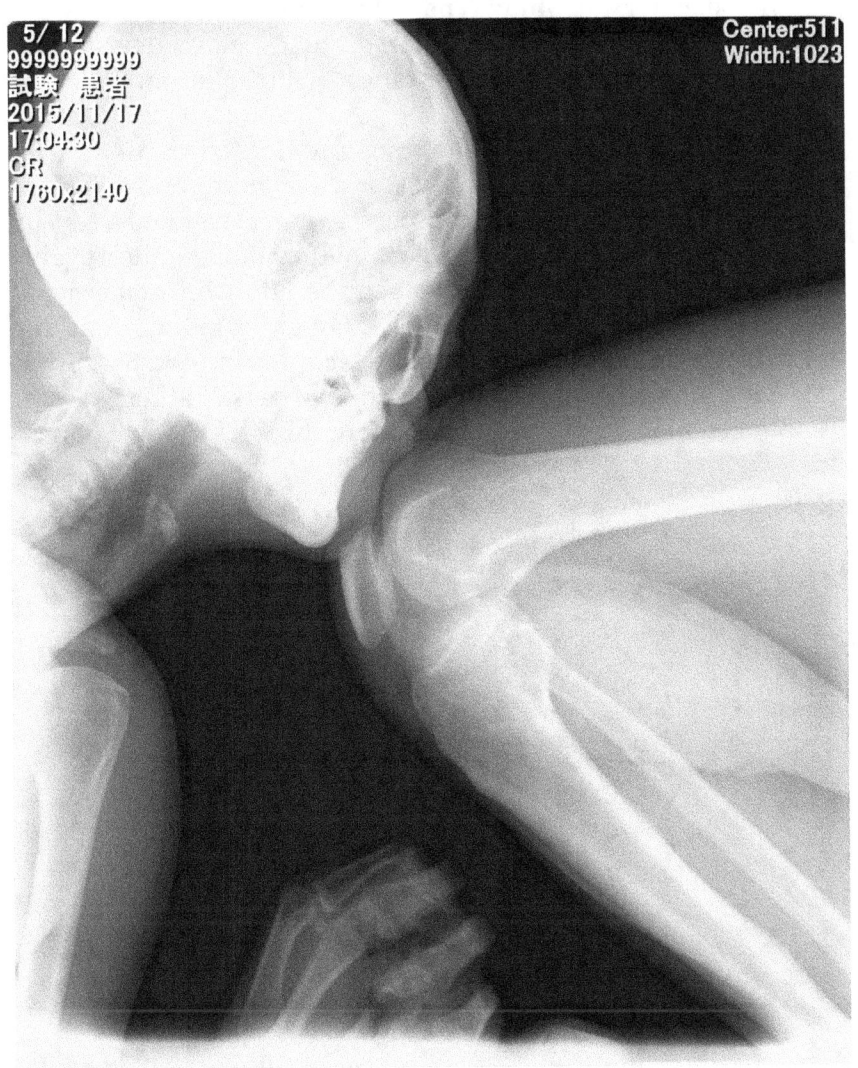

1-1 【K.O. en el ataque a la cara】

Un K.O. (Nocaut por sus siglas en inglés – golpe que deja fuera de combate - R.A.E.) producido por el golpe de un boxeador, ganar por un punto (ippon - 一本) con una brillante patada alta de un karateka, un golpe con el codo al cruzarse con un peleador de Muay Thai, un espectacular K.O. por el golpe en martillo de un peleador de artes marciales mixtas. Después de un silencio momentáneo el lugar se envuelve en una celebración ensordecedora!

Todo el que quiera entrenar deportes de contacto y artes marciales debe soñar con una victoria por nocaut. "No es una sutil victoria por decisión, yo quiero ganar claramente con un K.O., quiero probar mi fuerza", de igual forma hay mucha gente sudando cada día con el mismo sentimiento! Sin embargo, el juego es muy serio, no solo por el K.O., en el mundo real aun una victoria por decisión no es nada fácil. No importa cuanto le griten los fanáticos "vénzalo! vénzalo!", ver desde afuera y estar frente al oponente son cosas muy diferentes.

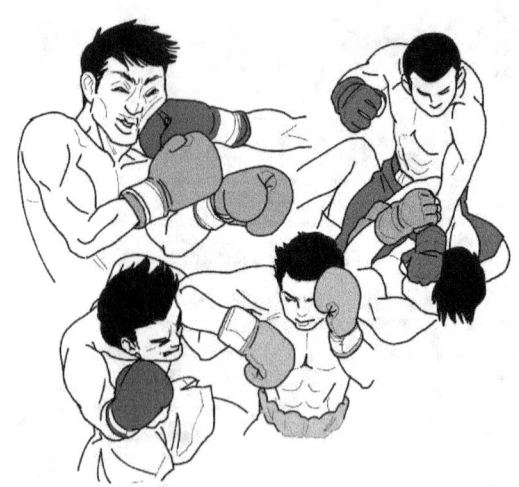

Ha estado puliendo su técnica entrenando con el saco de arena, los mitones, entrenando miles o incluso decenas de miles de veces, privándose de muchos gustos, incluso de fiestas y alcohol. Logro un golpe limpio en la cara de mi oponente en la pelea, y aunque noto que este fue un buen golpe... mi oponente continua de pie sin caerse.

"Por qué?"

"No tengo suficiente fuerza?"

"Es un mal momento?"

"Soy muy lento?"

"Mi oponente es demasiado fuerte?"

"Estoy en mala condición física?"

"No tengo suficiente talento para las artes marciales?"

"Tal vez las artes marciales no sean para mi?"

Por favor, espere un momento. Vamos a pensar sobre cómo es que se produce un K.O. en el cuerpo antes de decidir pensar de esa forma.

Por qué caeríamos al recibir un ataque por arriba del cuello? La razón es que el cerebro sufre una sacudida rápida debido a una fuente externa que le lleva una concusión y esto produce una parada de la función nerviosa. Al noquear atacando la cara lo que sucede es una concusión. Aunque el mecanismo por el que se produce aun no está completamente comprendido, se considera que cuando hay un estímulo muy intenso en el cerebro este lo juzga como "el estímulo es tan fuerte que es un riesgo para la vida" y para protegerse a si mismo y el resto del cuerpo decide caer inconsciente.

1-2 【Rotación de la cabeza y vertebras cervicales】

Analizando en cámara lenta escenas de K.O. en filmaciones de deportes de pelea y artes marciales se puede observar que en la mayoría de los casos hay una rotación de la cabeza. Así que, cuál es el secreto oculto en la técnica de sacudir el cerebro al rotar rápidamente la cabeza? Exploremos en detalle la estructura en la que se produce esta rotación.

La cabeza está sobre el cuello. Hay siete huesos en el cuello llamados vertebras cervicales. Aun los más fuertes peleadores, aun los más monstruosos, tienen las mismas siete vertebras. No existe el caso en que un peleador cuyo carácter sea único y extraño tenga ocho. La vertebra que se encuentra arriba de todas se denomina como la primera vertebra cervical, se le llama atlas y tiene forma de anillo. El cráneo se sienta sobre el atlas, y como ambos se encuentran unidos por los tejidos, el cráneo y el atlas se mueven al unísono. La segunda vertebra cervical se caracteriza por tener una protrusión en dirección a la cabeza, y recibe el nombre de vertebra axial o axis. El atlas descansa sobre esta protrusión como un eje, formando la articulación atlanto-axial. En esta articulación, el atlas rota sobre la protrusión axial en forma circular. En el movimiento de las vertebras cervicales, tenemos la inclinación de la cabeza hacia delante (flexión), hacia atrás (extensión), inclinación hacia la derecha e izquierda (flexiones laterales), rotación hacia la derecha e izquierda (movimiento de rotación), principalmente por el movimiento de la articulación en anillo.

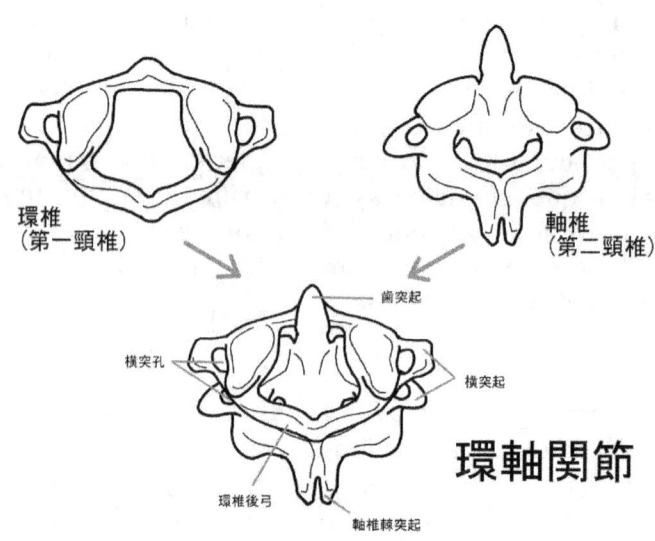

環椎 : atlas
軸椎 : axis
環軸関節 : articulación atlanto-axial

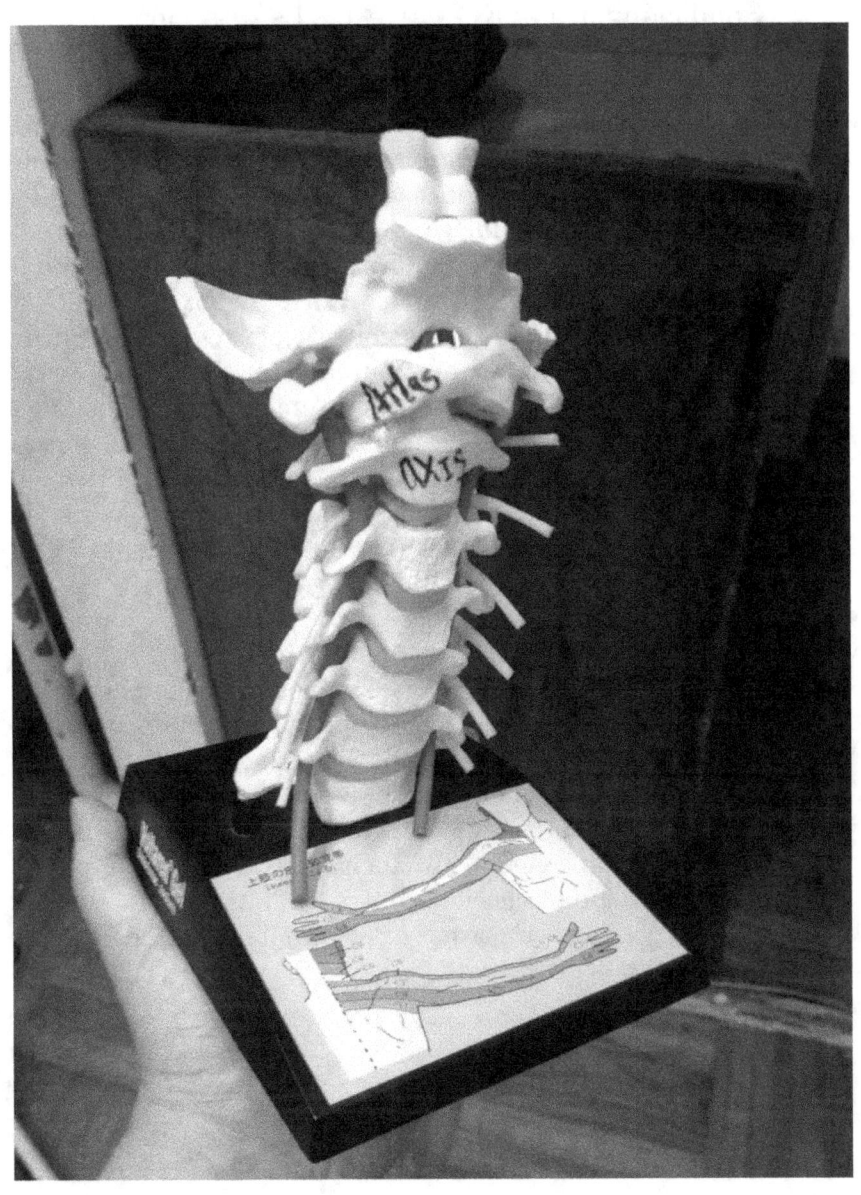

15

1-3 【Condición para el KO Parte 1 ~ La dirección ~】

Una de las razones del por qué los golpes y las patadas no producen un colapso aun impactando la cara, mentón, o sien del oponente se debe a un problema en el curso del golpe. Para poder producir una sacudida en el cerebro debemos mover dinámicamente la articulación en anillo por medio de fuerzas externas. El rumbo de un golpe que no logra derrotar al oponente se explica porque las fuerzas externas de la patada o puñetazo tienden a golpear en el centro de la articulación atlanto-axial. En el curso de estos golpes, como es difícil aplicar la fuerza en la dirección de rotación va a ser difícil sacudir la cabeza aun con un golpe muy fuerte. Como se está golpeando contra el centro de la articulación atlanto-axial puede producirse una gran reacción a los golpes y las patadas, incluso producir el constante retroceso del oponente, pero si no se entiende los principios del K.O. se podrá llegar a pensar que "golpeo mucho al oponente pero no lo llego a noquear".

Entonces, cuál debe ser la dirección de un golpe para que produzca un nocaut? El golpe noqueador se aleja del centro de la articulación atlanto-axial después de pegar. Como patear un balón de futbol, se puede golpear hacia un costado y no en el propio centro de la bola. Con este mismo principio, para producir una rotación de la cabeza el golpe debe llevar una ruta que haga que la fuerza no vaya hacia el centro de la articulación y este al conectar producirá el K.O. La razón por la que no se siente una reacción contra su puño o pie cuando noquea a su oponente es porque al golpear la cabeza de este el golpe va en la ruta del K.O.

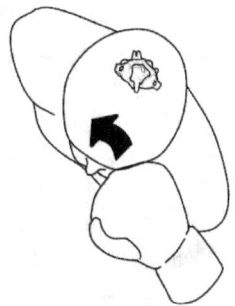 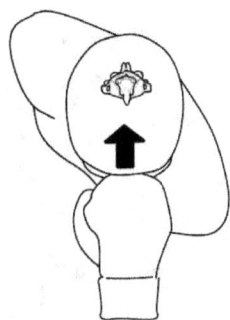

Haga el ejercicio con un compañero y peleen muy lentamente lanzando golpes con pies y puños a la cara del oponente, siempre buscando el curso de un K.O., en cámara lenta, teniendo siempre en mente evitar una lesión. Intente varios tipos de golpes y patadas mientras cambia los puntos de golpeo, como la barbilla, pómulos, sien.

Es común en el mundo de las peleas el uso de adjetivos de todo tipo para los peleadores, como "tiene una barbilla débil" o "tiene mandíbula de vidrio". A los peleadores que tienen la articulación atlanto-axial lejos de la mandíbula es más fácil producirles una rotación de la cabeza por la distancia en el diámetro. Al contrario, peleadores de cara redonda y cuello corto son más difíciles de rotar, aun golpeándolos en la barbilla.

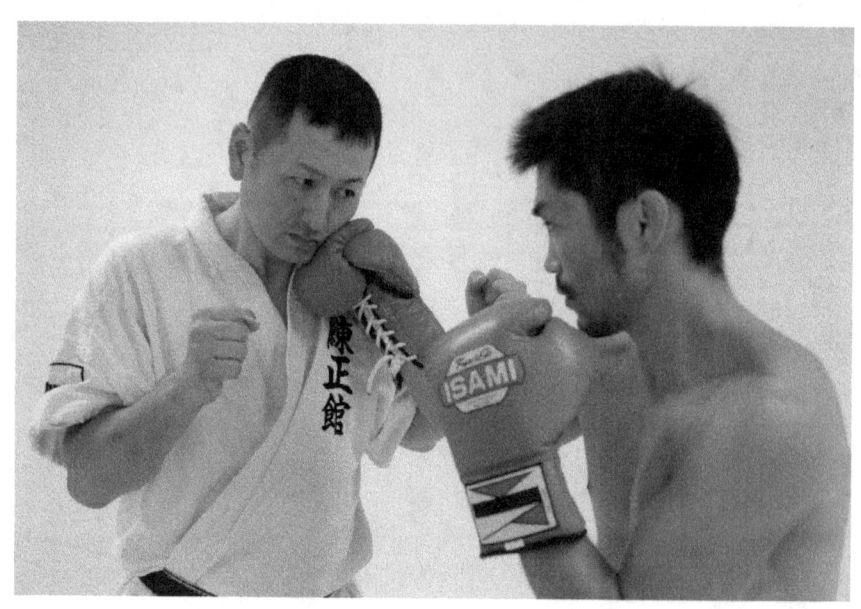

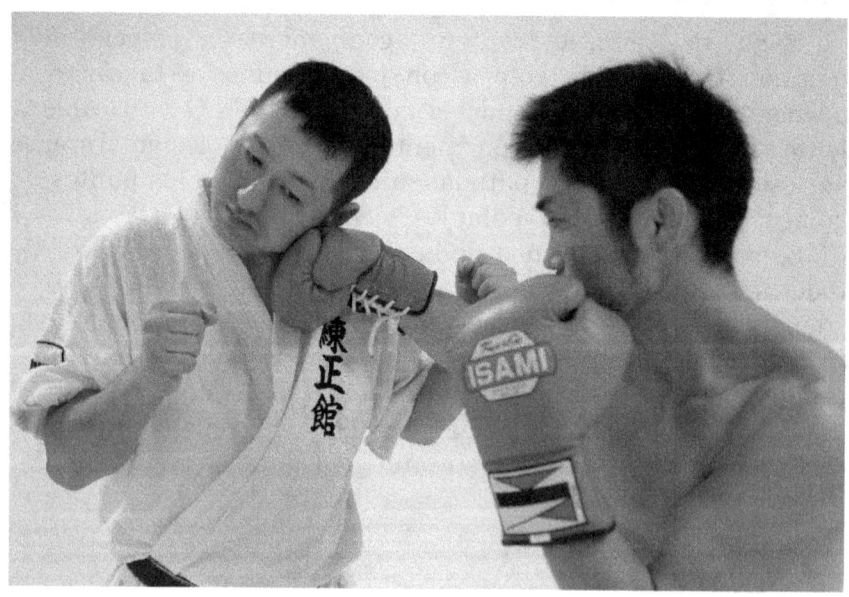

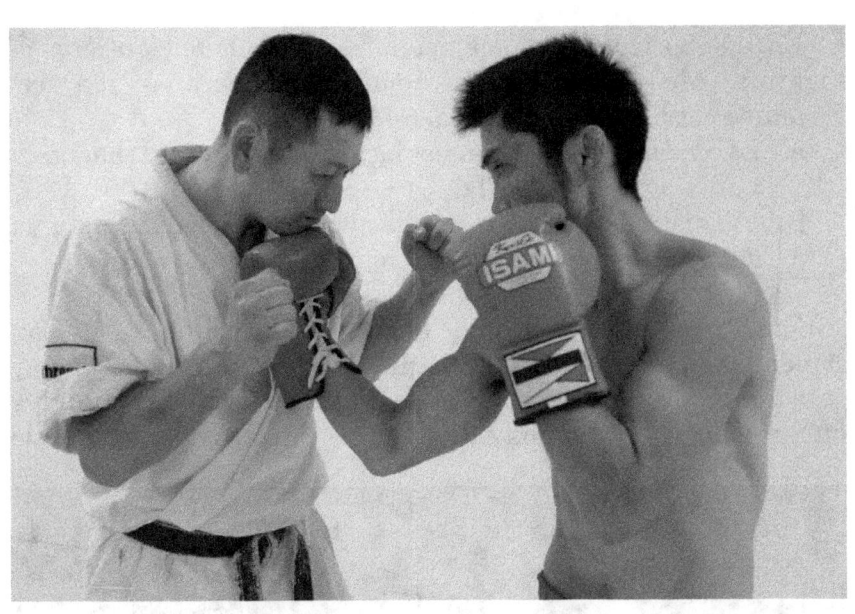

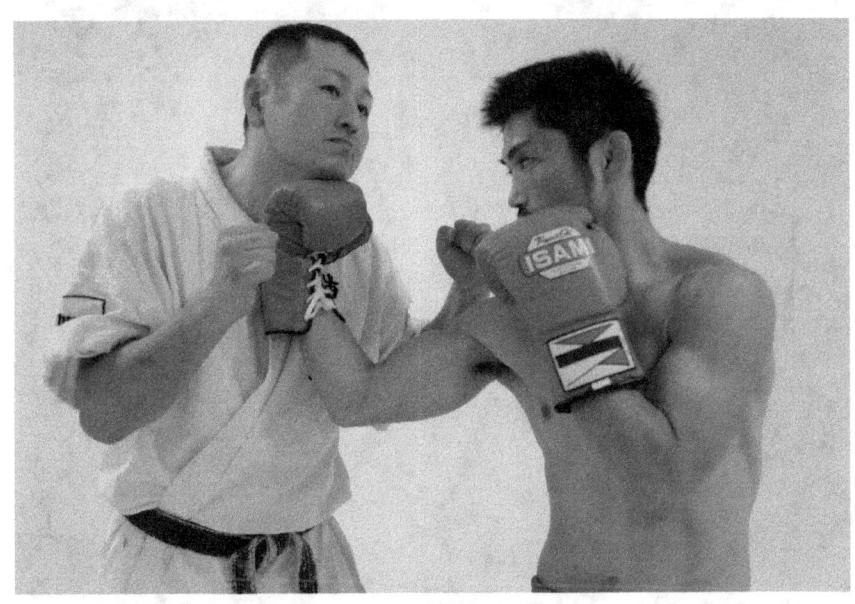

En la Sociedad de Medicina del Combate (Society of Fighting Medicine), hemos tomado radiografías de las vertebras cervicales y la cabeza. Se ha medido:

A. La distancia de la articulación atlanto-axial hasta la punta de la mandíbula.

B. La distancia de la articulación atlanto-axial hasta la superficie plana de la sien (región temporal).

Como resultado, A. midió 13.20 cm, B. midió 14.59 cm, siendo sus valores más largos que en otras partes. Aquí hay que tomar en cuenta que en realidad, el cráneo tiene tres dimensiones y además hay diferencias entre individuos, por lo que esto es solo una referencia.

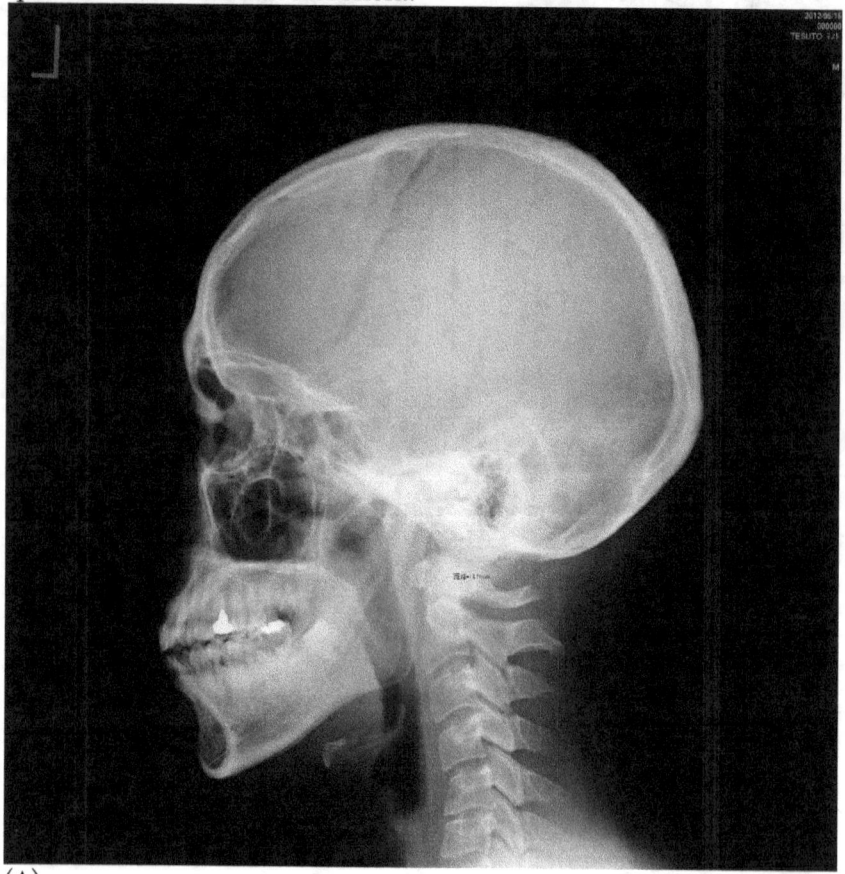

(A)

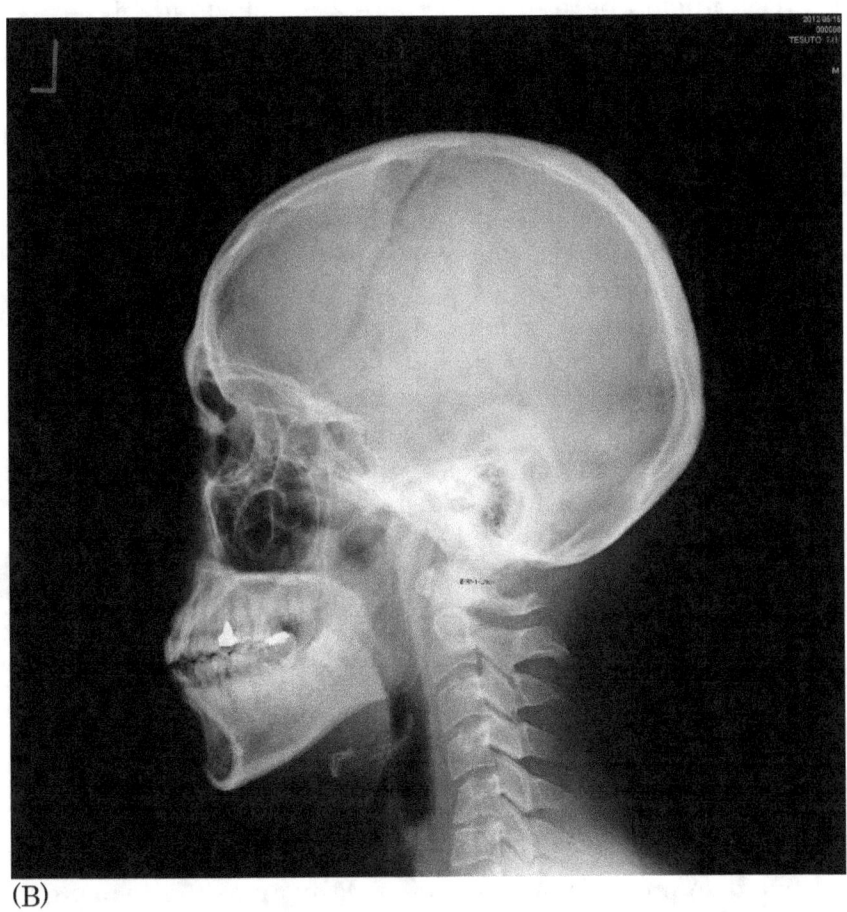

(B)

Un boxeador, campeón mundial, ha logrado mejorar la forma de ver la cara del oponente, sus músculos, dirección del cuello, y otras características de su contrincante. Como era de esperarse para un campeón mundial, este logra interiorizar todos estos datos en su cerebro y su mente. Por eso, busque las zonas que debe golpear con sus puños y sus patadas, y entrene la dirección que su golpe debe llevar para producir la rotación de la cabeza de su oponente, pero también tenga conciencia sobre la fuerza con que va a entrenar para no dañar la relación de confianza que existe con su compañero de entrenamiento.

1-4 【Condición para el K.O. Parte 2 ~ Velocidad ~】

Para producir una sacudida de cabeza se debe hacer que esta rote rápidamente. Para esto, hay que tener buen control en la velocidad, se debe golpear lo más rápido posible desde el momento en que golpea hasta el momento en que se produce la rotación. Si usted se encuentra entrenando solo con el saco o con mitones es posible que no interiorice este control de la velocidad, ya que en este caso el movimiento se detiene momentáneamente después de asestar el golpe o la patada. Esta detención del movimiento significa que la velocidad llega a cero, y como resultado, en el momento que requiera esta velocidad su cerebro y su cuerpo han aprendido a "detenerse cuando se golpea". Hay muchos peleadores que verdaderamente acumulan golpes que no logran noquear, y aun teniendo la velocidad adecuada para hacerlo cometen el error de escoger un método inadecuado de entrenamiento. Aquí vamos a introducir un método de entrenamiento de la velocidad para el K.O. que es usado por peleadores campeones.

1. Patear la toalla, golpear la toalla:

Practique golpear y patear una toalla que esté sujetada únicamente en su borde superior. Al inicio la reacción que se produce al golpear es muy pequeña, pero su habilidad irá aumentando hasta lograr una máxima velocidad. A mayor velocidad se producirá un sonido explosivo más fuerte, así que usted podrá medir el grado de habilidad con el sonido. En mi equipo realizamos calentamiento con toalla para las patadas que continúan y con mitones para las patadas donde se resortea. El calentamiento para un campeón de Kickboxing está concluido hasta que logra romper la toalla con una sola patada alta.

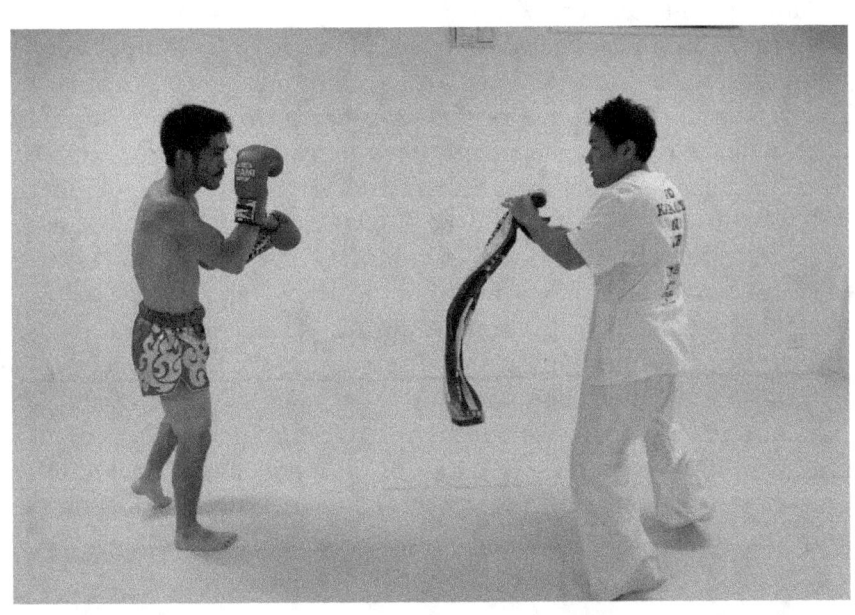

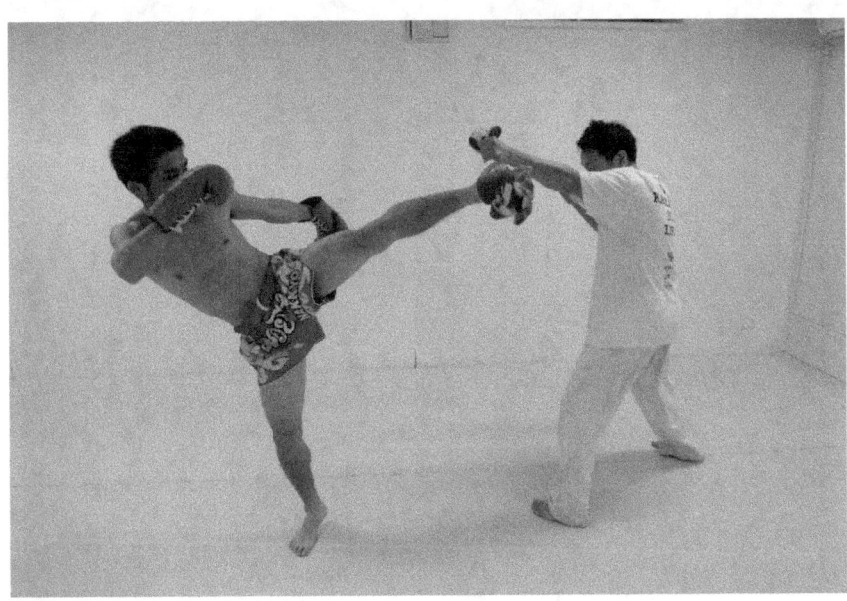

2. Momentum con el mitón:

Esta es una práctica para acortar el tiempo de contacto de la técnica. No sostenga con mucha fuerza el mitón, reciba el golpe con los hombros y codos relajados y permita que estos tengan algo de su movimiento natural. Para lograr una rápida rotación de la cabeza es necesario minimizar el momento en que se golpea con los guantes, puños, y patadas. Por ejemplo, en el caso de pegar con un golpe recto al mitón, este vuelve a la parte posterior por el mismo movimiento, aun si se realiza con velocidad el tiempo en tocar es largo, y finalmente lo que se produce es un empujón que vuelve muy difícil el noqueo. En el momento en que pega trate de golpear el mitón con un movimiento que "corte" en el momento del impacto. También es efectivo dibujar una marca en el mitón y hacer una flecha en la dirección a "cortar". Por favor practique con cuidado para que el golpe no se quede en el lugar donde pega.

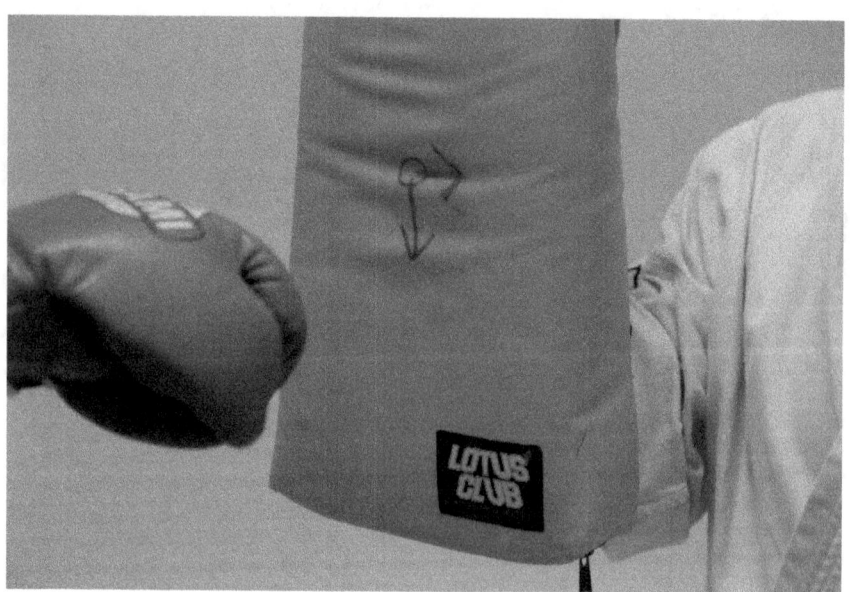

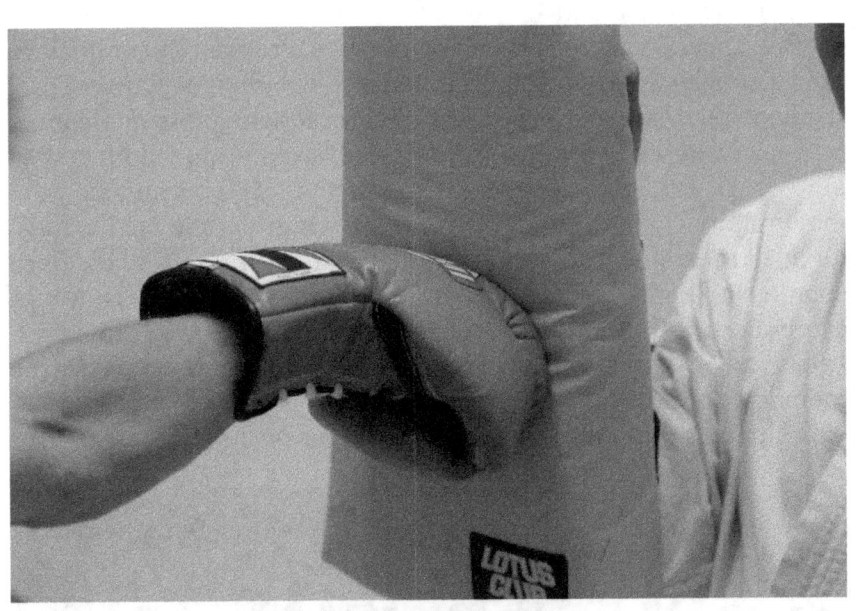

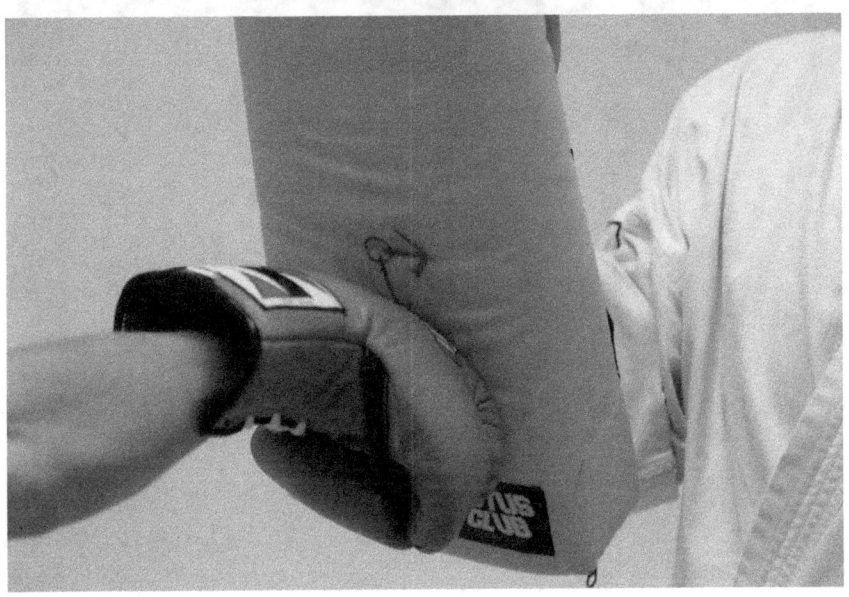

3. Liga para velocidad:

Practique la técnica usando una liga gruesa. El compañero aplica tensión para que la máxima velocidad se produzca en el momento del golpe. Normalmente se practica golpeando contra la tensión de la liga, esa forma de entrenamiento solo favorece el desarrollo de fuerza muscular y el aprendizaje del movimiento corporal. El inconveniente es que a mayor longitud de la liga esta se vuelve mayor y disminuye la velocidad. Para compensar esto, no ponga tensión en ella, si no que un compañero lo jale de un extremo, así se ajusta a una máxima velocidad al golpear. En el momento que el cerebro y cuerpo memorizan una mayor velocidad que la usual usted va a experimentar una mejoría en la velocidad de su movimiento.

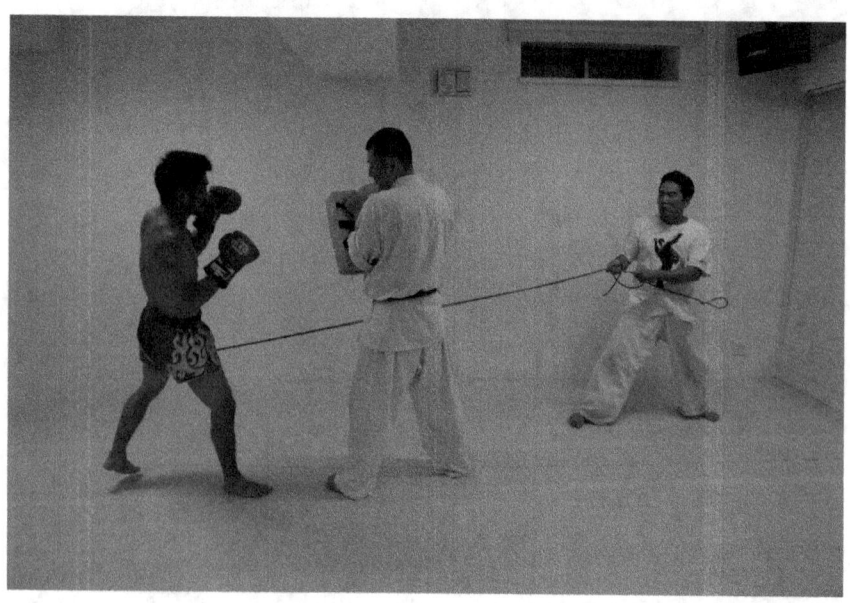

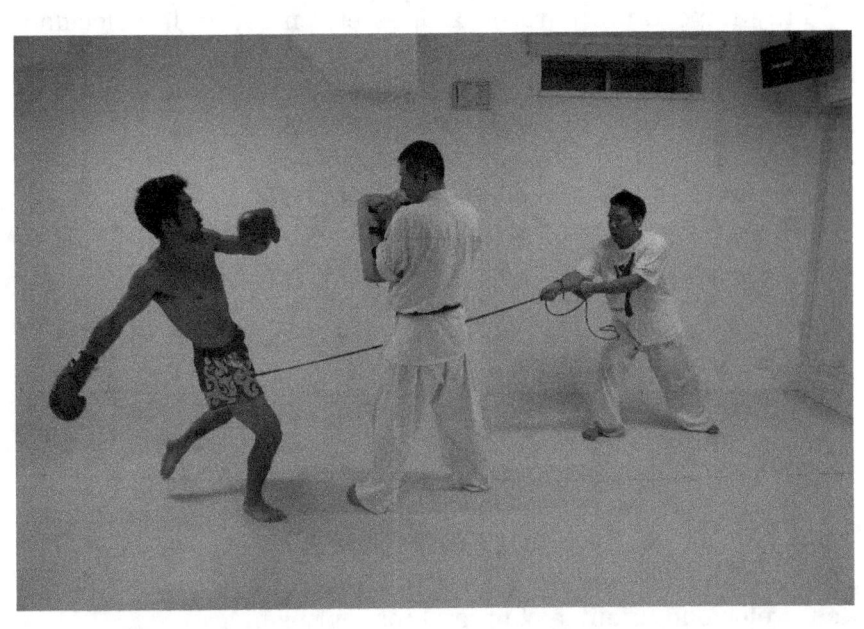

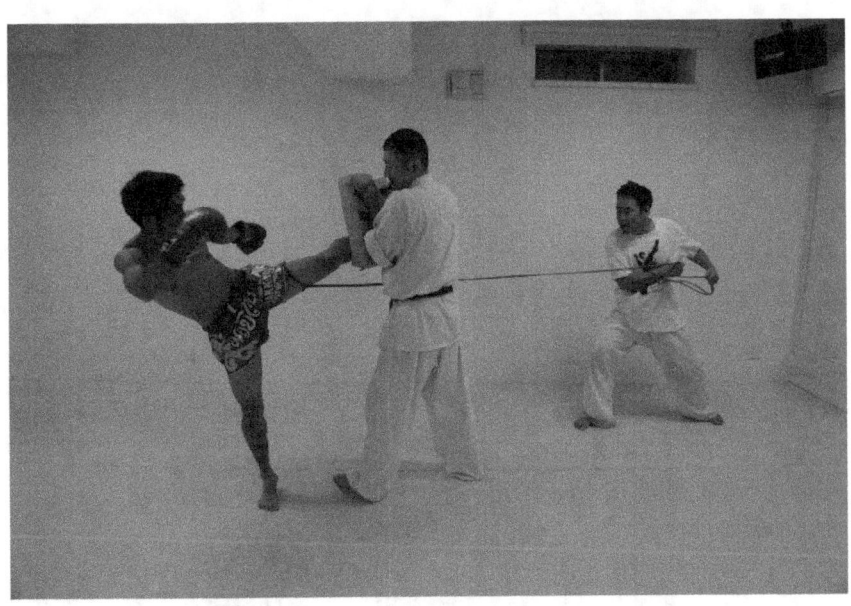

Muy importante para el K.O. es el control de la velocidad. Vea esa velocidad del momento del golpe tan importante como lograr una máxima velocidad para que sus puños o guantes desaparezcan, que las piernas de sus patadas desaparezcan. Ya que los deportes de pelea y las competencias de artes marciales son competencias interpersonales, es muy efectivo imponer su velocidad al oponente. Usted puede mostrarle a su contrincante varios golpes lentos y realizar otros rápidos entre tanto. También manténgase en movimiento rápido y combine golpes lentos. Cuando se trata de un peleador profesional, al inicio va a golpear y patear lento, y va a mostrar reacciones lentas, luego va acelerando rápidamente. Incluso en una misma técnica pueden intercalar el control de la velocidad. La velocidad es importante para el K.O., pero en realidad también hay peleadores que pueden realizar uno aun si no es con mucha velocidad. Por eso, aun si tiene un movimiento lento no deje de intentar un K.O., quiero que se mantenga consiente del control de la velocidad mientras busca la mayor posible.

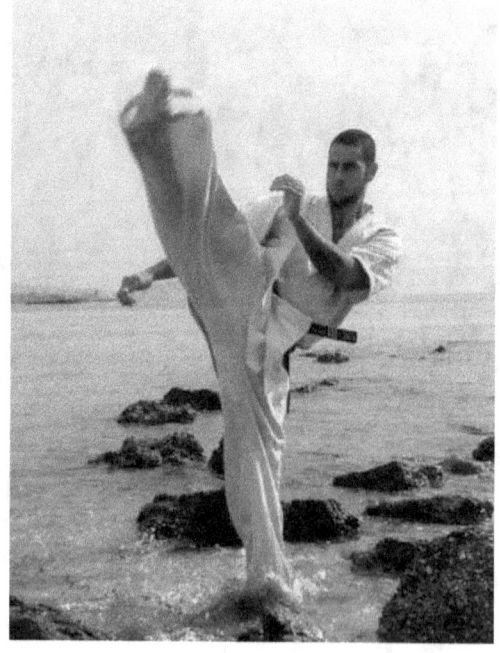

1-5 【Condición para el K.O. Parte 3 ~ Sorpresa ~】

El peleador de primera clase en principio no menciona cuál es su "técnica de K.O.", ni tampoco cuál es el método que usa para asegurarse que esa técnica sea así. Analizando el comportamiento de artistas en el K.O. nos podemos acercar en el secreto de sus métodos.

<u>"Ironman" Mike Tyson</u>

Si le pregunta a cualquier persona cuál es el boxeador de peso pesado más fuerte le van a responder que Myke Tyson o Muhammad Ali. Mike Tyson, con sus solo 180 cm de estatura y su pequeña masa corporal para un peleador de peso pesado entre peleadores que son como dinosaurios y fácilmente llegan a más de 190 cm de estatura, produce K.O. con una fuerza y velocidad abrumadoras, el es un boxeador legendario que ha colocado su nombre entre los mejores deportistas de peleas y la sociedad de lucha. Campeón mundial de peso pesado, 12do y 19no WBC, 34to y 42do WBA, 4to IBF. Con 50 peleas ganadas de 58 realizadas, 44 por medio del K.O., en su apogeo estaba el dicho "si le pega lo noquea", era el tiempo donde aun las personas que no tenían interés en el boxeo estaban atentos y excitados frente el televisor para enterarse en cuántos segundos había durado en noquear al oponente. Era un peleador que incorporaba un golpe noqueador el cual es la verdadera emoción del boxeo de pesos pesados.

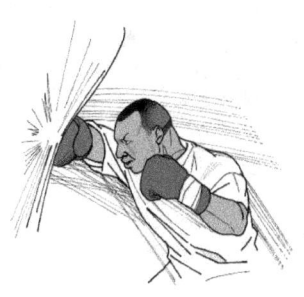

Mike Tyson desarrolló alrededor de la cintura, hombros, cuello una fuerza muscular de muy alto nivel. Él transforma la fuerza del salto creada alrededor de la parte inferior del cuerpo y cadera, en un gancho con su parte superior. Es un estilo de pelea que se suele llamar "Peek-A-Boo" donde se esconde la cara detrás de los guantes, se aproxima al oponente, y le salta hasta una menor distancia. En este punto yo he tomado radiografías donde se nota la quijada protegida con ambos puños, y además el borde de la quijada se aproxima a la unión del esternón con las clavículas, lo que produce un riesgo muy reducido de que a Myke Tyson le realicen un K.O.

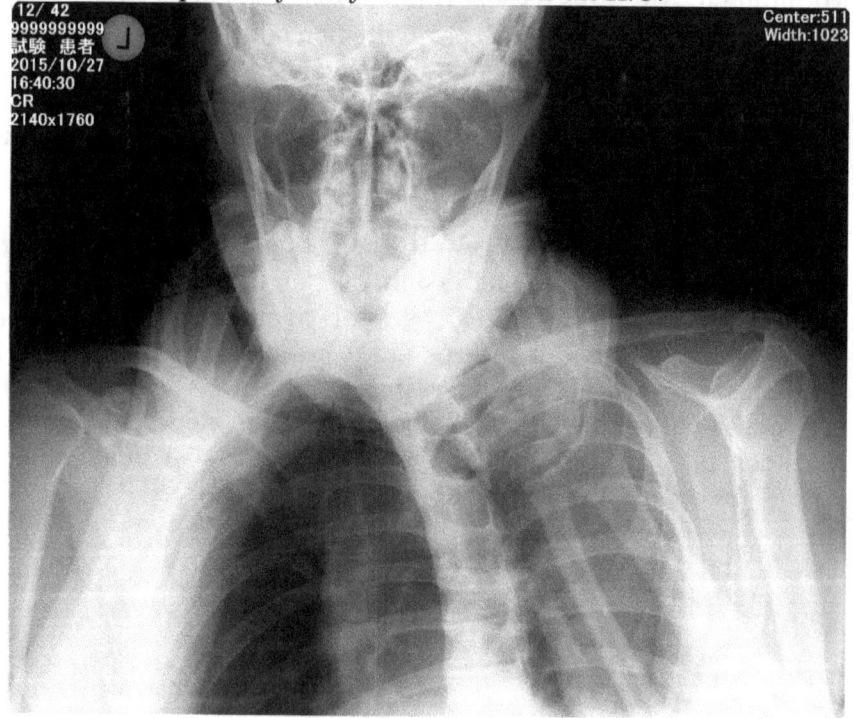

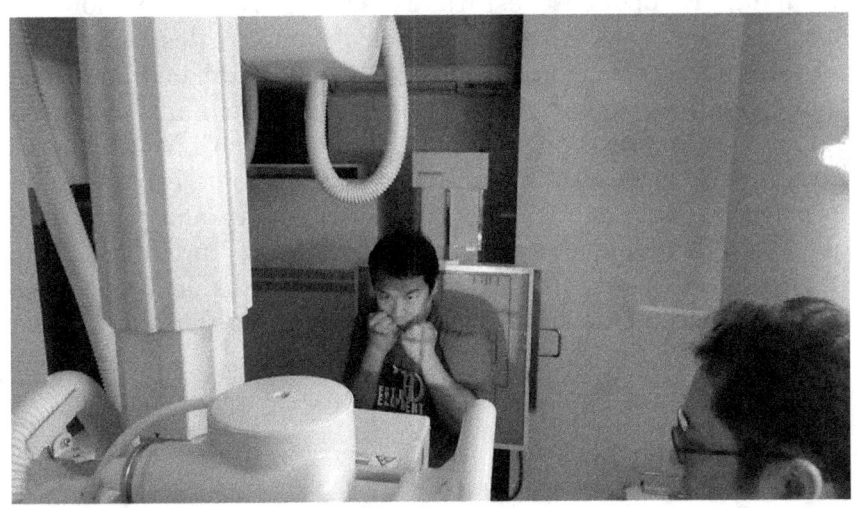

Cuántas veces hemos aclamado la impresionante habilidad física de Tyson? No lo suficiente. Su arte es de primera. Tyson camina directo a su oponente mientras su guardia lo protege de los golpes que le lanzan. Mientras se ve la imagen de Tyson parece no haber opción para retirarse, todo el tiempo va hacia delante, o sea, desde el punto de vista del oponente, la imagen que se refleja en la retina se hace cada vez más grande. Mientras esto sucede también crece la presión psicológica y el miedo. Es el mismo caso si un camión de basura se va alejando, no representa ningún peligro, no asusta, pero si está persiguiéndolo asusta mucho! En una pelea, Tyson que es bastante pequeño para un peso pesado, cada vez se acerca mas y mas, por lo que la información que el oponente recibe es el de un objeto cada vez mas grande. Cuando el round empieza, él camina directo a su oponente; después del descanso, inmediatamente se lanza contra su oponente de nuevo. Va ejerciendo presión y se acerca desde larga distancia, y de repente desaparece cuando está muy cerca. Aunque literalmente no desaparece, pero al pivotear la cadera la pelvis cae en dirección a la gravedad, por lo que su cabeza y pelvis se desplazan hacia abajo varios centímetros. Lo que sigue es que Tyson lanza ganchos y golpes ascendentes mientras salta dinámicamente, como una rana que salta desde la superficie del agua. El oponente estará pensando: "Él me presionó al avanzar hacia mí sin parar, se veía pequeño y desapareció de mi vista justo en el momento que pensé que estaba a mi alcance, lo que siguió fue que tenía un gran Tyson frente a mis ojos y me golpeó con la precisión que nadie había hecho". Yo diría que literalmente eso es un "Peek-A-Boo"!! Ese tipo de estrategia en la pelea ha dado noqueadas cada vez que golpeaba. Considero que los dos elementos que simultáneamente producían este impactante desenlace en los mejores momentos de Tyson eran una increíble fuerza física combinada con una perfecta táctica de pelea.

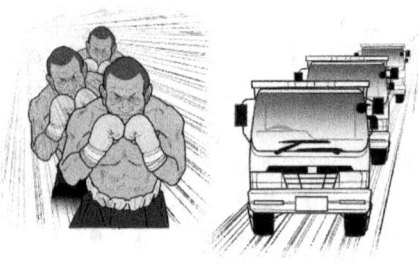

Hay una anécdota de Constantine "Cus" D'Amato, un famoso entrenador que descubrió el talento de Tyson en su infancia, lo crió, cuando crecía le cargó un peso de 25 kg en su mochila para ir a la escuela en su etapa de crecimiento. Constantine "Cus" D'Amato convirtió la desventaja de ser de menor altura en una ventaja al usar menor espacio para aventajar al oponente, moverse más rápido y hacer más difícil ser noqueado. Se podría decir que hacerse pequeño para luego verse grande, mantener la presión en el oponente, afinar la fuerza física y la velocidad, la técnica básica para el noqueo es el jab, golpee con todo el cuerpo. El arte de el legendario "Ironman" Myke Tyson era la producción en masa de K.O., estas serían las estrategias de entrenamiento y pelea para luchadores que no tengan tanta masa corporal o que se tengan que enfrentar con un oponente más grande.

"Devil Prince" Naseem Hamed

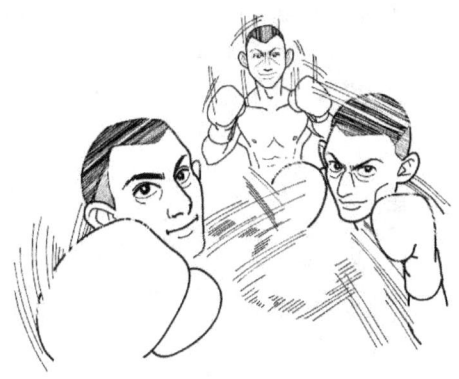

El luchador más revolucionario en la historia del boxeo, que construyó una asombrosa cantidad de K.O. en un estilo que anuló el sentido común del boxeo hasta entonces. Sus logros personales, 37 peleas, 36 victorias, 31 por K.O., solo 1 pelea perdida. WBC, OMB, IBF, campeón mundial de peso pluma con más del 80% de peleas ganadas por K.O. Sus armas eran el trabajo de pasos ligeros y el cambio del peso, precisión en el sentido de distancia, excepcional propiocepción, y ritmo que le daba un uso abrumador del poder.

Al observar con imágenes el proceso de su K.O. se encuentra un dato muy importante. Al pararse y moverse hacia atrás (en el caso de los ortodoxos con el pie izquierdo adelante) usaba pasos ligeros, al hacer esto el oponente lo seguía en esa dirección tratando de tirar los golpes a su vista. Normalmente (excepto al realizar este movimiento conscientemente), cuando alguien sigue un objeto que ve, los ojos se mueven primero y luego el cuerpo. Cuando Hamed realizaba sus ligeros pasos a la izquierda el oponente movía sus ojos primero en esa dirección luego su cuerpo se movía hacia la derecha. Hamed producía el movimiento en esta dirección con el movimiento de sus pasos, de repente, saltaba hacia delante frente a el oponente y lo hacía con todo el peso de su cuerpo, se zambullía hacia el contrincante y golpeaba con su puño en el lado opuesto. Parecía que en vez de un golpe de un ser humano, un leopardo o un jaguar estaba acabando con su presa. Los ojos de su oponente no tenían tiempo de ver la sorpresa porque eran forzados a moverse de derecha a izquierda y luego recibían el ataque.

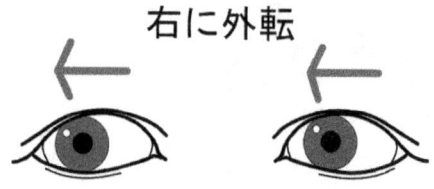

右に外転

Los seres humanos tratan de alcanzar la seguridad al fijar el movimiento del cuerpo por medio de la vista, el sentido del equilibrio, y la potencia muscular. Por ejemplo, cuando una fuerza externa es aplicada, los reflejos oculo-vestibulares tratan de mantener la información del campo visual, o si una fuerza externa es aplicada al cerebro y altera el balance, la función del reflejo vestibular envía una señal al cuello que trata de restaurar la posición al estado estable original. Cuando recibimos un golpe que logramos ver, estas reacciones fácilmente entran a funcionar, pero si no lo vemos no pueden ponerse en marcha estas reacciones defensivas. Los peleadores que han sido noqueados así dicen que "aun no se cómo fue que me noqueó" y "del todo no pude ver el golpe de mi oponente". A diferencia de eso, usted podrá lidiar con un ataque sin ser derrotado si usted está en un estado donde es capaz de conocer lo que viene. Según lo que dicen los peleadores derrotados de esa forma aparentemente "no lo vieron venir".

Además de esto, los golpes de Hamed usan todo su cuerpo como un resorte, golpea haciendo un uso total de su poder de salto, así que su habilidad básica es "la entrada con todo el cuerpo". Por esto podía noquear con el puño atrás o adelante, el izquierdo o el derecho.

Cuando los peleadores golpean con el pie detenido, viendo hacia el oponente, solo moviendo sus guantes hacia delante, son muy fáciles de contra atacar ya que la cantidad de información visual que se recibe es poca. Los golpes de Hamed eran lanzados con el movimiento de su peso corporal, por lo que el oponente podía ver muchas partes del cuerpo, la cabeza, torso, pelvis, hombros, y extremidades inferiores se acercaban simultáneamente, la información visual se volvía abrumadora sobrepasando solo el movimiento de un guante.

Él también era un genio del control del ritmo. Mientras realizaba pasos ligeros con un ritmo suave subconscientemente el oponente seguía este ritmo como forzado a moverse por Hamed. Este ritmo gentil hacía que el oponente se sintiera cómodo y de repente cambiaba, como si una música clásica de repente se tornara en hip hop. Él era un formidable peleador que produjo muchas sorpresas y derrotas a sus oponentes con estos dramáticos cambios de ritmo.

• Movimientos tácticos de los pies para controlar el movimiento del globo ocular del oponente
• Golpe noqueador que se lanza desde cualquier ángulo, adelante y atrás, izquierda y derecha, basado en el tacleo
• Control de la cantidad de información que se envía a los ojos del oponente
• Cambio radical del ritmo

Es uno de los modelos adelantados para su época de los que podemos aprender.

1-6 【Entrenamiento de patada para K.O.】

Practicar usando objetos de ayuda como el saco de arena o los mitones es muy bueno si se tiene un propósito claro, pero si no se tiene puede haber fallas inesperadas. Por lo general ponemos nuestra atención en el objeto frente a nuestros ojos y subconscientemente las técnicas se vuelven útiles solo para el saco de arena o los mitones. Un campeón mundial de golpeo hablaba de que la práctica más importante era patear el aire y no patear objetos. Decía que antes de patear se asegurara de crear una imagen mental que representara su oponente y pateara ahí, que no solo pateara sin pensar, decía que se siguiera un proceso al patear el aire: crear la imagen → realizar el movimiento → encontrar el error. De otra forma el movimiento no significaba nada. Además, justo en el momento de realizar la patada imagine que está noqueando al oponente, nunca piense que no puede, solo patee como si noquea a su contrincante. Tal como lo mencionaba, patear 100 veces sin arreglar nada entonces el "numero de veces para mejorar" será cero. Este era el secreto de un peleador moderno que creaba su K.O. pateando el aire, mejorando al hacer total uso de su cuerpo y las imágenes en su cerebro.

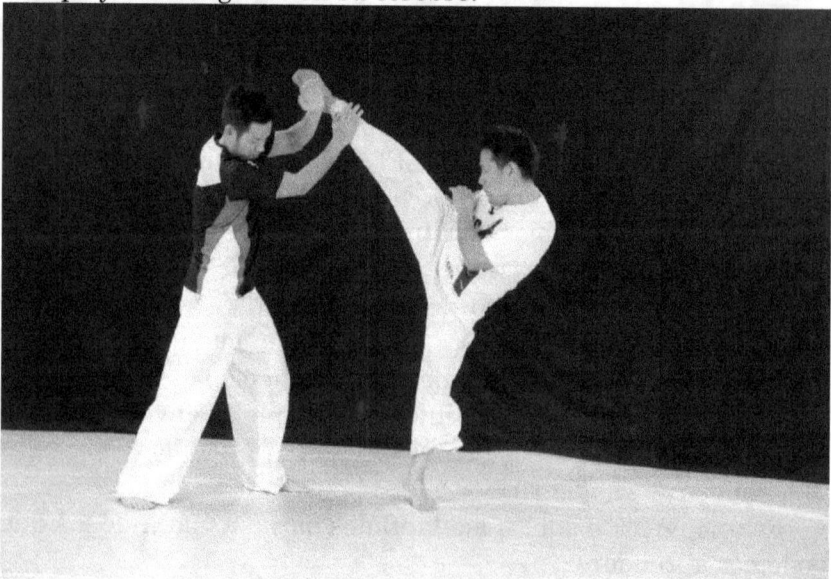

1-7 【Palabras del real "Baki the Grappler"】

Naoyuki Taira, artista marcial, peleador de Shoot boxing, K1, Vale tudo, Jiu-Jitsu, entre otros, rara vez limitado a un género en específico. Famoso por ser el modelo de un manga de peleas, Baki the Grappler, famoso mundialmente e inspiración para muchos. El Sr. Taira y yo nos conocimos en las peleas profesionales de Maeda Hiroaki llamadas "Rings", desde entonces he recibido de él una gran cooperación en actividades de investigación del combate y ha sido asesor de la Sociedad de Medicina del Combate. Una vez conversando con el Sr. Taira me dijo:

"No significa que el golpe que produce un nocaut sea un golpe fuerte, aun si este se produce con un golpe suave la gente siempre dirá que fue un fuerte golpe".

Yo estaba consternado ya que sus palabras calaron fuerte en mi cerebro. Pensaba hasta ese momento que "si no aumentaba mi peso corporal, aumentaba mi masa, incrementaba mi poder, yo no podría realizar un K.O. a mi oponente, nunca podría realizarlo si no me esforzaba lo suficiente". Estaba entendiendo mal el K.O. Basado en las palabras del Sr. Taira yo empecé a estudiar "Qué es el K.O.?" desde el aspecto médico, lo examiné con prácticas y entrenamientos, y me di cuenta que los deportes de pelea y las artes marciales competitivas eran una relación entre dos personas. Hay que conocerse uno mismo y conocer a su oponente, y esa relación se da en el momento en que está frente a frente con su oponente, si usted tiene autocontrol lidera la relación; noquear si pega un fuerte golpe es meramente una creencia, y es solo la expectativa. Fuerte, débil, es solo una evaluación de lo que nos rodea. El Sr. Taira me hizo entender que es importante meditar en cuál es el golpe que puede realizar un K.O.

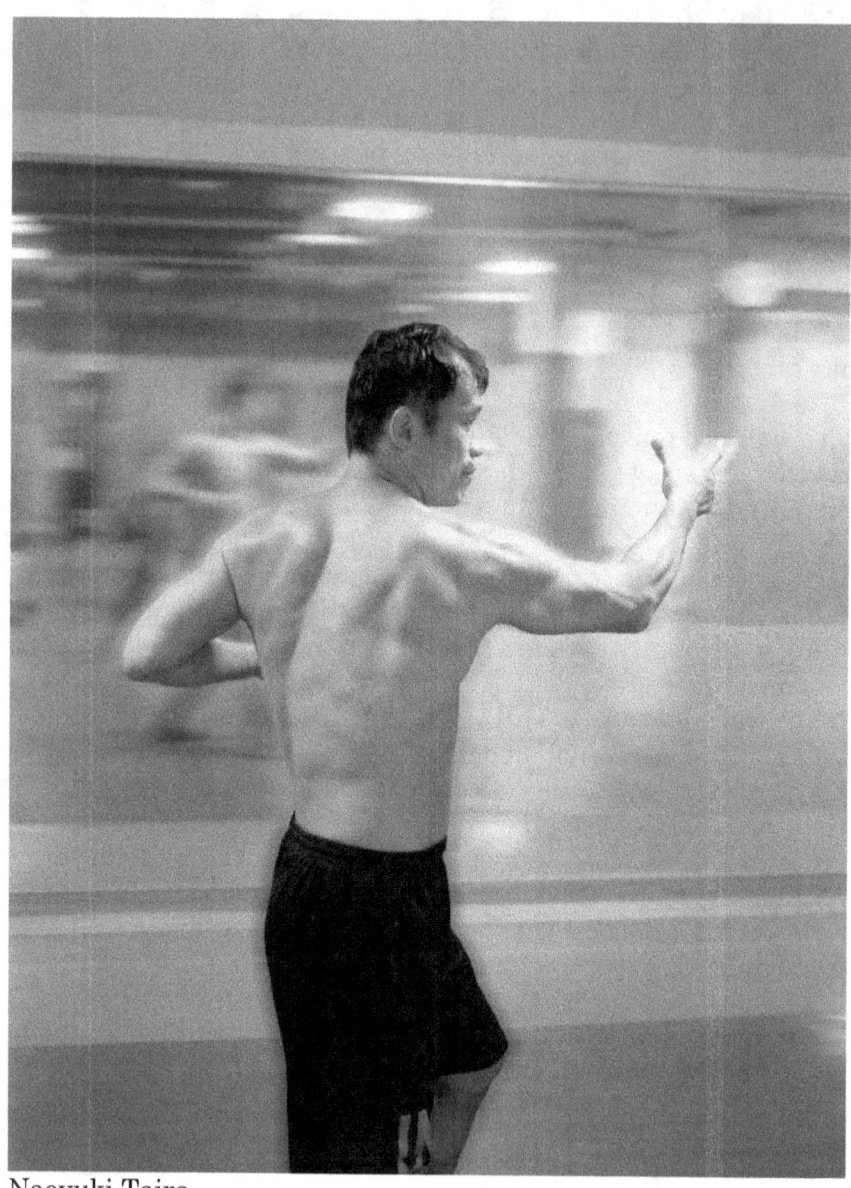

Naoyuki Taira

1-8 【Pinzar el KO reverso】

Excitación y placer al haber noqueado. No es que lo hiciera todo el tiempo, pero si lo experimenté en mi época de peleador. Es un sentimiento sobrecogedor que no se puede experimentar de otra forma. Entre más fuerte su oponente más difícil es la pelea y más inolvidable se hace el recuerdo del K.O. Esta es la condición que las endorfinas producen en el cerebro.

Siempre le pregunto a los peleadores si saben de donde viene la abreviatura del K.O., y luego les cuento la historia. La K es de "Kamisama" (dios -神様) y la O de "Okurimono" (regalo -贈り物) lo cual significa "Regalo de un dios" (Kamisama no okurimono - 神様の贈り物). Sería un regalo para esa persona que ha acumulado cuidadosamente el proceso de prueba y error hasta poder lograrlo. En lugar de solo preguntar por la receta para el K.O. y tratar de reproducirlo ha logrado establecer la precisión y la persistencia que, como el artesano, crean la situación donde el K.O se hace realidad. K.O., especialmente el reverso, no es nada más que volverse y "pinzar". La confianza que se puede obtener es enorme y permanente. Aun cuando en la vida real hay muchas cosas sin sentido, aun cuando se encuentre una pared y está a punto de rendirse, si imagina como ligo esta situación para realizarle un "K.O. reverso" (cómo revertir la situación) desde su experiencia en la pelea, de alguna manera podrá ver la luz. No es esta experiencia un maravilloso beneficio de los deportes de pelea y las artes marciales?

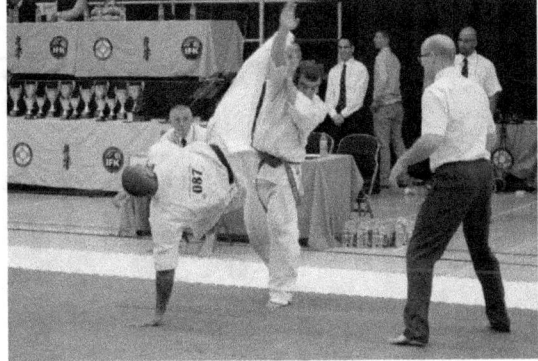

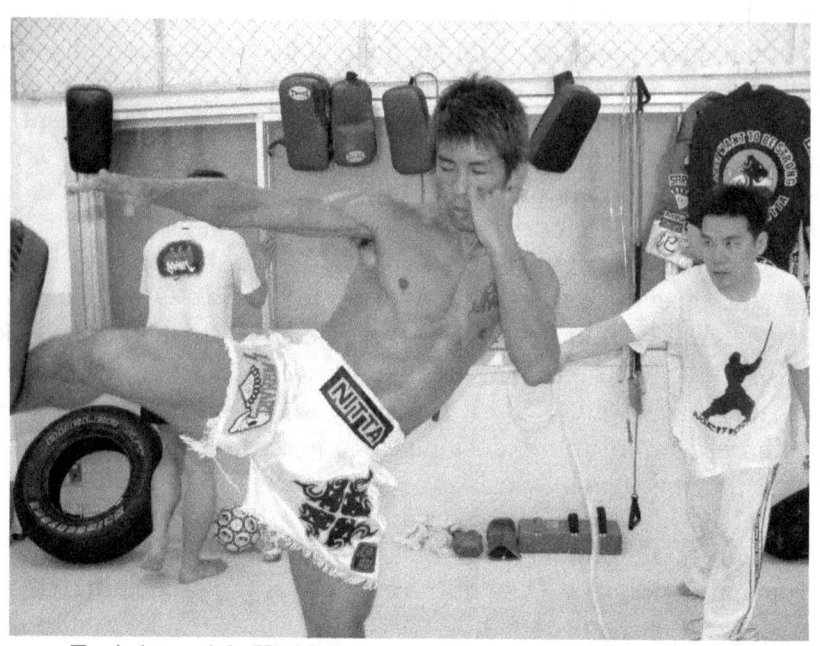

Training with Kickboxing world champ, Nitta Akeomi

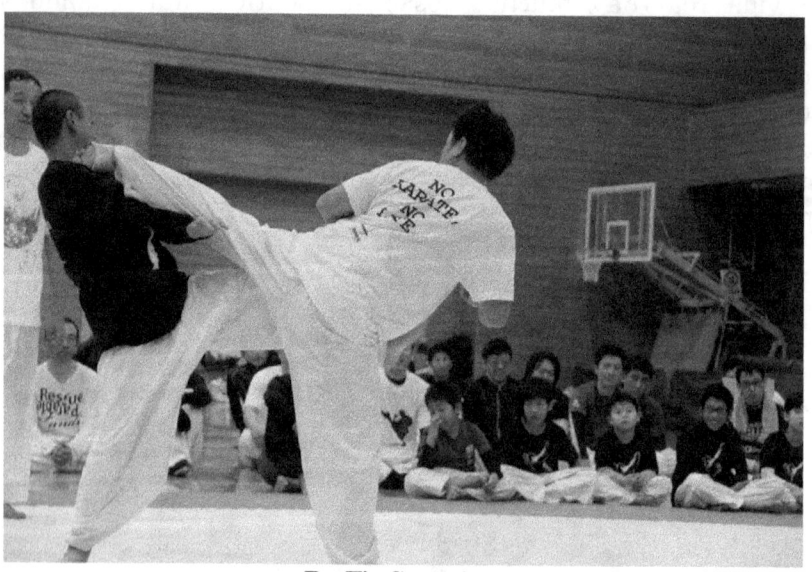

Dr.F's Sparring

22: QUÉ ES EL K.O.?
-CUERPO-

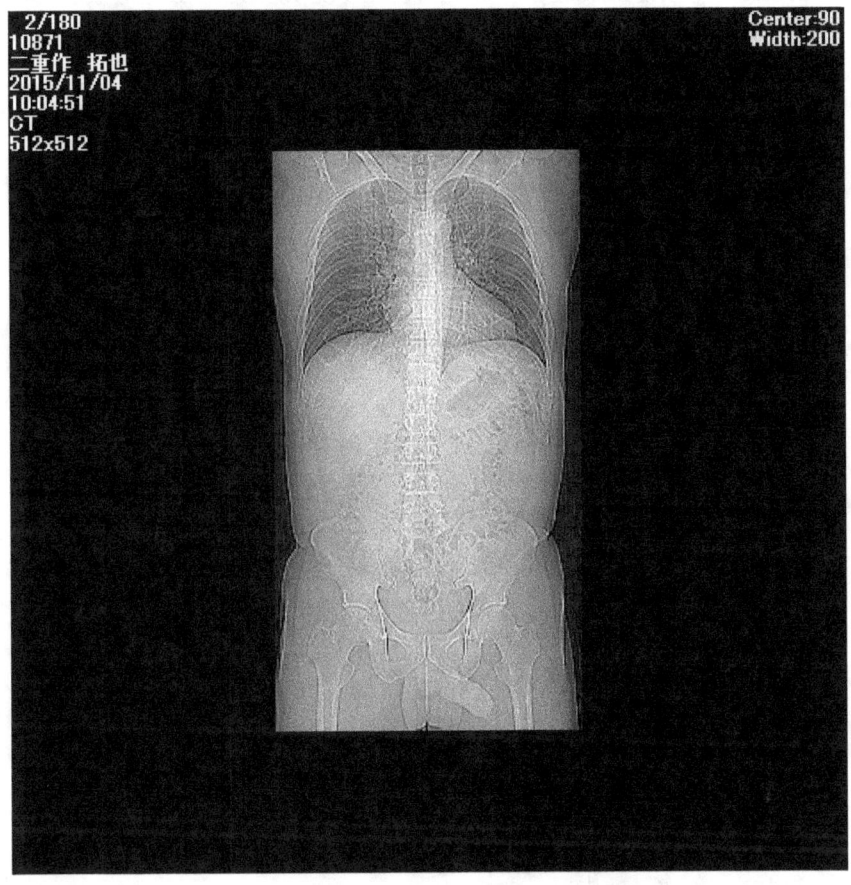

2-1 【KO con un golpe al cuerpo】

Hablando sobre escenas de K.O. en los deportes de pelea, creo que muchos de los espectadores creen que los competidores caen solo por una técnica de golpe o patada a la cara. Un K.O. cuando se ataca a la cara produce una alteración de la conciencia que el llamativo y que hace que sea fácil de diferenciar. Sin embargo, si en vez de espectador usted toma el lugar del peleador y realiza muchos entrenamientos y muchas peleas, podrá darse cuenta de qué tan alto nivel es una técnica según el tipo de ataque y cómo se realiza un golpe al cuerpo para que sea efectivo con una sola patada o golpe.

Cuando ocurre un noqueo por un golpe a la cara, mientras se va perdiendo la conciencia se entra en un estado donde "noto que me estoy cayendo" pero la memoria de que me noquearon se pierde. De otra forma, con el K.O. de un golpe al cuerpo en comparación con el golpe a la cara se caracteriza porque todo el proceso queda en la memoria, el perdedor estará totalmente derrotado y el ganador podrá saborear la victoria.

El K.O. con un golpe al cuerpo produce esa incapacidad para moverse pero con la consciencia completamente clara. Vamos a explorar el mecanismo.

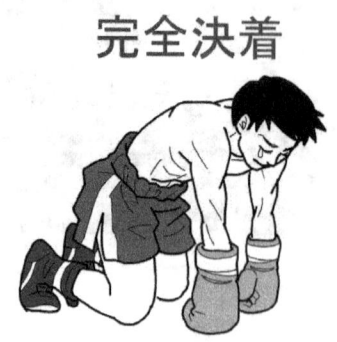

完全決着

2-2 【No sentimos dolor directamente en el hígado o el estómago】

En las artes marciales y los deportes de pelea el ataque a órganos internos como el hígado, epigastrio (estómago) y el bazo son efectivos, en boxeo se le llama golpe al hígado, en karate "Rebā-uchi" (肝臓打ち). De hecho, si logra hacerlo apropiadamente será solo un "Ugh" y prácticamente casi dejar de respirar, y sentir un dolor "pesado" y "sordo" en el abdomen. Es una sensación dolorosa que es distinta al dolor cuando se recibe un golpe en un músculo o articulación. Yo lo he experimentado muchas veces, el cuerpo se vuelve inefectivo y pierde la voluntad de pelear, no se puede mover mas. Cuando el daño es suficiente, el golpe hará que perdamos el espíritu de lucha.

Cuando yo era un médico interno, fui testigo de un incidente muy interesante cuando rotaba en el departamento de anestesia. El anestesiólogo es el responsable de monitorear la frecuencia cardíaca, frecuencia respiratoria, presión sanguínea, y otros parámetros mientras el paciente está anestesiado en una cirugía. Si al momento de que el cirujano corta la piel con el bisturí la anestesia ha sido inefectiva la frecuencia cardíaca se eleva y en algunos casos el paciente se mueve, situación muy peligrosa, por lo que el anestesiólogo debe controlar la situación aplicando más anestesia. En el momento que un cirujano remueve un cáncer de hígado debe cortar el tejido del hígado que contiene el tumor y removerlo. Mi experiencia fue que cuando vi esto pensé que esta acción era suficientemente dolorosa y era comparada cuando se golpea el hígado o algún otro órgano interno! Yo me preparaba para que la frecuencia cardíaca aumentara en el momento que se insertara el bisturí en el hígado, pero esto no sucedió como yo lo esperaba, me sentí como un tonto, pero en ese momento pensé "Ah" es medicina básica, los órganos internos no pueden sentir dolor! Las células del hígado son altamente regenerativas y no se siente dolor, por lo que al hígado se le llama un órgano "silencioso". Tampoco hay receptores para el dolor en el estómago o en los intestinos, por eso aunque se corten en una cirugía o se lastimen es poco probable que se sienta dolor, es hasta el momento que estos

43

órganos empiezan a empeorar que se siente dolor. Cuando el estómago "duele" antes de una pelea es que los músculos a su alrededor se contraen y la señal al cerebro se transmite como dolor. Suena extraño verdad? Si ninguno de esos órganos, hígado, estómago, o intestinos pueden censar el dolor, por qué es tan doloroso un golpe en el abdomen? La clave está en un tejido llamado peritoneo.

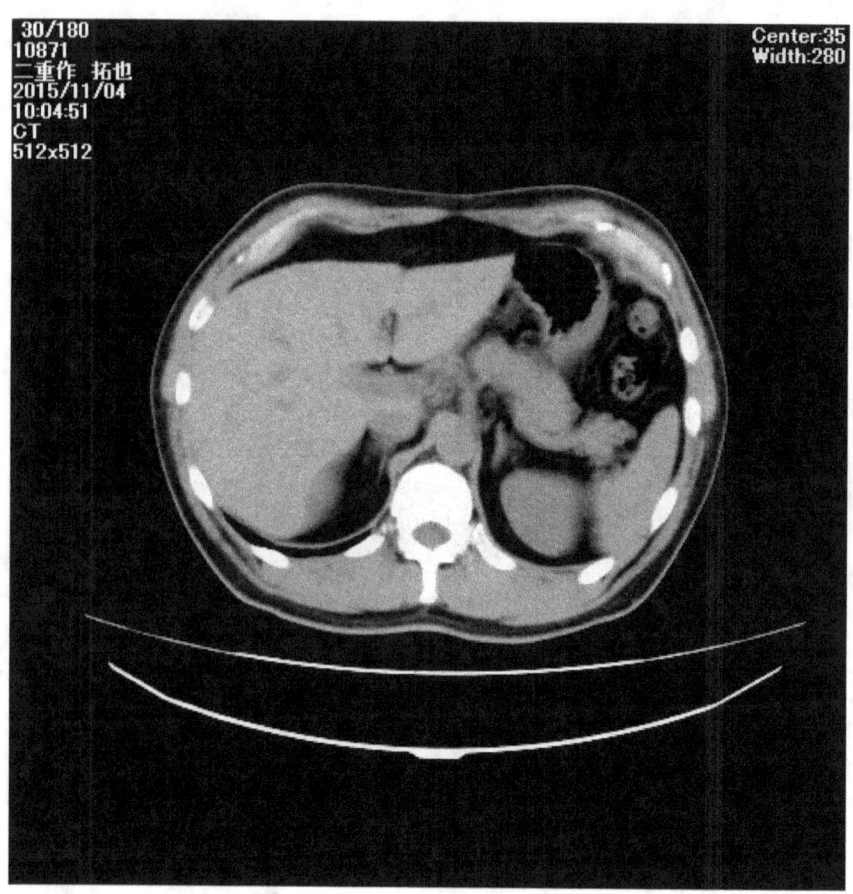

2-3 【KO y peritoneo】

El peritoneo es una membrana delgada semitransparente que cubre los órganos del abdomen como el estómago, el hígado y otros. Tiene muchos sensores del dolor por lo que se siente mucho dolor al estimularlo. Se cree que la razón por la que ser golpeado en el epigastrio es tan efectivo es por estar recubierto por el peritoneo. El dolor experimentado por un golpe al hígado no es el dolor propiamente al órgano, si no al peritoneo que lo envuelve. Cuál hombre no ha sufrido una que otra vez un golpe en su parte más vulnerable (claro, los testículos!) y se ha retorcido del dolor? Al poco tiempo del golpe, su abdomen inferior se vuelve sorprendentemente pesado y se acompaña de un "grito" mudo y sudoración fría, muchas mujeres no comprenden esta sensación, pero para ser honesto, yo me siento enfermo con solo escribirlo. El golpe a los testículos y el dolor cuando se recibe un golpe al cuerpo son similares. Los testículos originariamente son los ovarios de las mujeres, cuando aun se es un feto se encuentran en la cavidad abdominal, pero posteriormente descienden y llenan los sacos escrotales. Como los testículos se encontraban primero en la cavidad peritoneal tienen una capa que los envuelve que es remanente de cuando estaban en el abdomen, y además es mucho más sensitivo al dolor que los órganos intra abdominales porque están recubiertos por la túnica albugínea que también contiene muchos receptores dolorosos. Cuidado! A todas las mujeres que estén leyendo esto, no traten de hacerle su patada en la ingle a su pareja!

El dolor que se siente en los músculos y la piel es llamado dolor somático, el dolor que se siente al estimular los órganos internos y las estructuras a su alrededor se llama dolor visceral. En el dolor somático es fácil de localizar el sitio doloroso, mientras que en el visceral el localizarlo no es tan claro, esto se debe a que ambos tipos difieren en las vías en que viaja la señal dolorosa del lugar estimulado al cerebro, incluso en el visceral el tipo de dolor que se produce puede variar. Incluso en artes marciales y deportes de contacto, si una patada baja logra golpear efectivamente produce dolor en la zona del golpe, mientras que si es un golpe al cuerpo efectivo se produce un dolor más amplio que solo en la zona golpeada, además el dolor se irradia produciendo molestias incluso en sitios mas lejanos.

2-4 【Estructura y protección del cuerpo】

Ahora vamos a pensar como hacer que el golpe alcance el peritoneo mas fácilmente, desde el aspecto de la estructura abdominal. Si hablamos de la estructura del cuerpo, del abdomen mas precisamente, la parte más externa y superficial es la piel, luego está el tejido subcutáneo seguido por los músculos abdominales. Estos músculos abdominales consisten en el recto abdominal, oblicuo externo, oblicuo interno, y transverso abdominal. El peritoneo está más profundo que estos músculos abdominales. Ya que los órganos internos son tejidos vitales si son dañados por una lesión externa la vida se encuentra en juego, por esto están protegidos por este grupo de fuertes músculos. Incluso si se ataca al cuerpo y en ese momento los músculos abdominales se encuentran contraídos fuertemente no será posible estimular el peritoneo de su oponente de forma adecuada ya que está bloqueado por esta pared abdominal. Hasta las personas no entrenadas son capaces de contraer esta pared muscular contra estímulos dolorosos, por lo que no es nada fácil lograr "adelgazar" este grupo muscular en un peleador bien entrenado. Cada peleador profesional tiene su respectiva experiencia para hacer que los golpes al cuerpo funcionen, para estratégicamente crear un estado donde se logre dificultar la contracción de los músculos abdominales, para lograr el K.O.

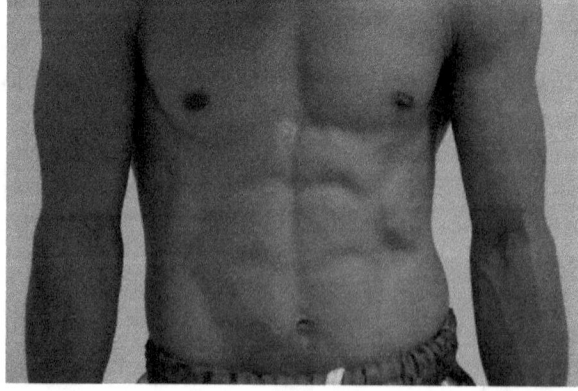

2-5 【Estrategia del K.O. ~golpe doble, golpe triple~】

De forma natural los músculos no pueden mantener una contracción máxima por mucho tiempo. Piense como al colgar de una barra y levantar el peso de su cuerpo hasta arriba, no importa que tan fuerte usted sea, conforme pase el tiempo en algún momento usted va a perder contra la gravedad, ya que los músculos no van a poder permanecer contraídos después de un único impulso. El caso es el mismo para los músculos abdominales, aun si estos se contraen fuertemente en un momento ese estado no se puede mantener por mucho rato. En los deportes de pelea, al recibir el primer golpe, aunque usted contraiga al máximo el abdomen, si se recibe el segundo ataque muy seguido la contracción muscular va a disminuir fácilmente, por lo tanto, los golpes siguientes aunque vayan con la misma intensidad que el primero van a ir incrementando el estímulo que se produce al peritoneo. Los peleadores buenos para golpear el cuerpo usan su habilidad para hacer que el oponente contraiga los músculos abdominales al propio en el primer golpe y luego al irse perdiendo la contracción dan el segundo y tercer golpe para hacer que el estímulo alcance el peritoneo. Si el intervalo entre el primer y el segundo golpe es muy prolongado es más fácil que ocurra otra vez una contracción muscular con la máxima tensión, por lo que hay que ser cuidadoso con el tiempo para evitar que esto ocurra. En el karate de contacto pleno (full contact) donde se prohíben los golpes con puños a la cara, la técnica para el K.O. con golpes al cuerpo está muy bien desarrollada. Algunos peleadores son buenos con la táctica de mantener constantemente golpes al abdomen para hacer que funcione el golpe al cuerpo. Un peleador me contó que el secreto es atacar suave para hacer pensar al oponente que "el ataque no funciona". La estrategia de cómo bajar el efecto de protección de los músculos abdominales es la táctica de realizar golpes dobles y triples.

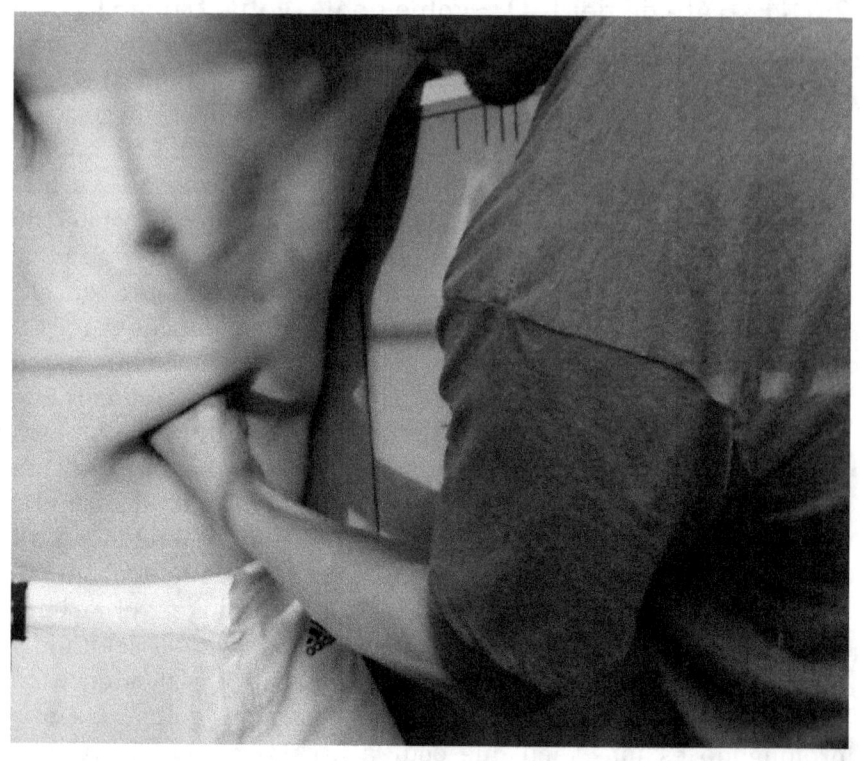

2-6 【Ataque doloroso en la superficie, ataque buscando la espalda】

Alguna vez ha visto una demostración de Karate u otra arte marcial donde se golpea en el abdomen con un bate o un trozo de madera? La audiencia siempre se preocupa pensando si podrá haber un daño a los órganos internos al ser golpeados con un objeto tan duro. Cuando el abdomen humano es golpeado estimulado su superficie, en el instante en que el músculo en tocado se contrae fuertemente, en ese momento los músculos se vuelven como una pared que protege el peritoneo y los órganos internos por lo que el estímulo a estos órganos internos y las estructuras que los rodean es mucho menor que el sonido y la apariencia llamativa del golpe. Por supuesto, la razón por la que el karateka o el artista marcial puede realizar tal cosa es porque sus músculos abdominales son gruesos lo que los hace capaces de reducir el daño y pueden usar conscientemente esos músculos como protección. Es algo que se gana con el entrenamiento persistente, y si una persona no entrenada lo intenta podría ser un desastre.

Todos tenemos la experiencia de cuando era niño y terminaba gimiendo cuando era golpeado en el estómago con objetos relativamente suaves como balones de futbol y voleibol. Cuando somos golpeados por un objeto suave o que no es doloroso, aunque nos golpee en el abdomen el estímulo doloroso a la superficie corporal es ligero por lo que los músculos tienden a ser resistentes a contraerse y como resultado es difícil proteger los órganos internos y el peritoneo.

Cuando recibimos un masaje y el masajista habilidoso toca suavemente, el músculo permanece relajado, por lo que el estímulo es placentero y hay una sensación de que llega profundamente. Si el masajista no es muy hábil empuja duro, los músculos se ponen rígidos y puede ser doloroso, se vuelve incómodo y el cuerpo podría no aceptar más de este. Como este caso, el estímulo doloroso y la tensión muscular están muy relacionados.

Cuando se ataca el cuerpo con un golpe, cuando se golpea con un puño fuerte desde el inicio se incita a la contracción de los músculos abdominales por lo que será difícil irritar el peritoneo. Un peleador que piensa "debo golpear duro con un puño fuerte" por lo general luego pensará "no es efectivo por más que golpeo" → "debo poner más fuerza" → "estoy golpeando con toda mi fuerza y me estoy agotando" y tenderá a caer en un círculo vicioso.

Como prescripción para tales peleadores, al momento de golpear la superficie mantenga el puño suave, aun sin cerrarlo fuerte, y encuentre el momento para cerrarlo fuerte una vez que el puño vaya estando más profundo. Haciendo esto se hace que el peritoneo esté susceptible a ser estimulado y facilita el hacer daño el realizar los ataques al cuerpo.

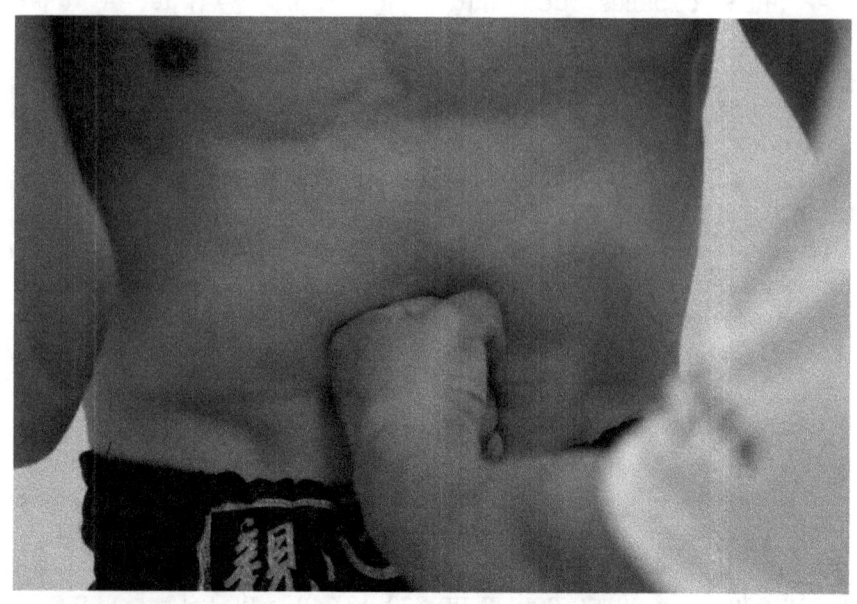

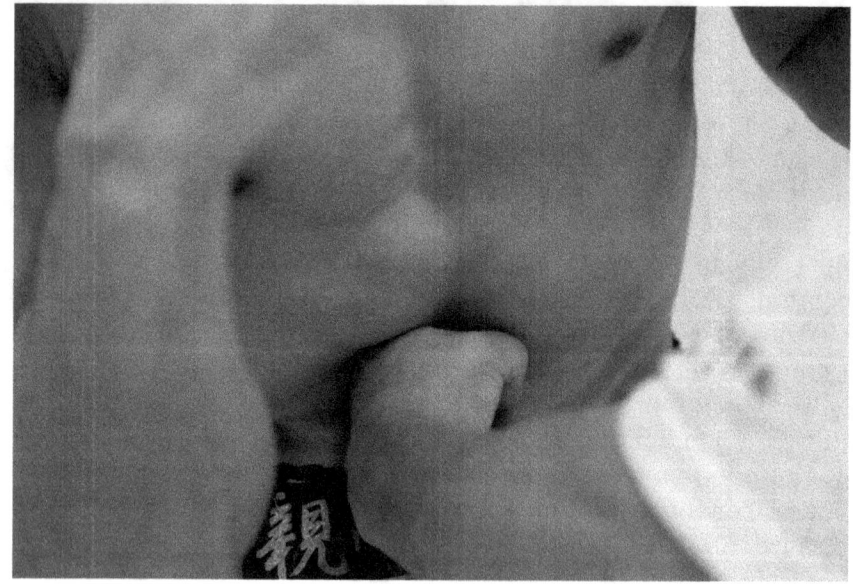

2-7 【Escogiendo con qué golpear】

Escoger la parte con la que se quiere golpear es también muy efectivo para el K.O. con golpe al cuerpo. Al inicio, el grupo muscular se contrae fuertemente, pero hay una técnica para poder idear un golpe que aplica la fuerza a un lugar lejos de ese lugar al momento seguido. En el caso de golpear con las manos descubiertas, un método efectivo es que en lugar de golpear con el nudillo (AMF o articulación metacarpofalángica) de inicio, se golpee primero con la articulación de los dedos (AIF o articulación interfalángica) en el abdomen y seguidamente se golpea con la AMF. A pesar de ser el golpe con el mismo puño es un golpe doble a dos sitios, cambiando la zona con la que golpea el estímulo se puede aplicar al sitio cuando la fuerza de contracción ha disminuido.

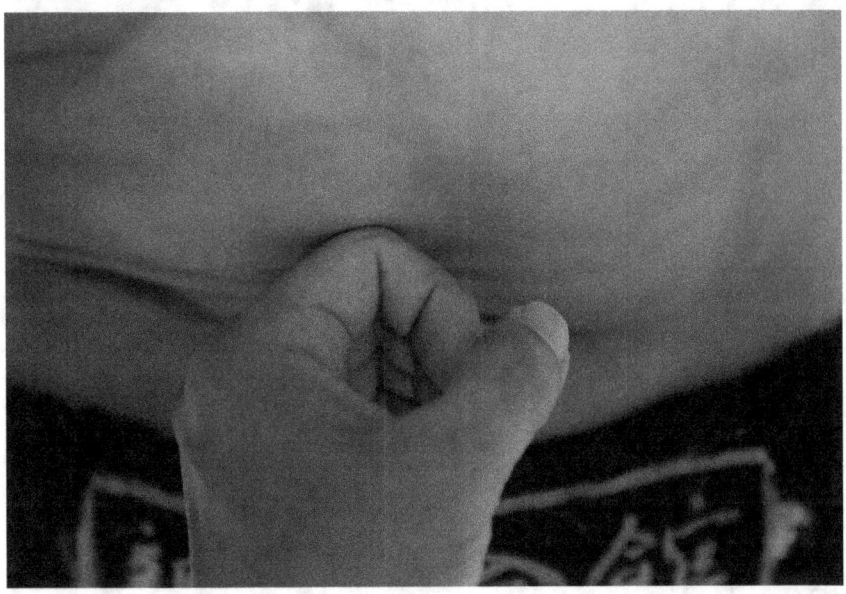

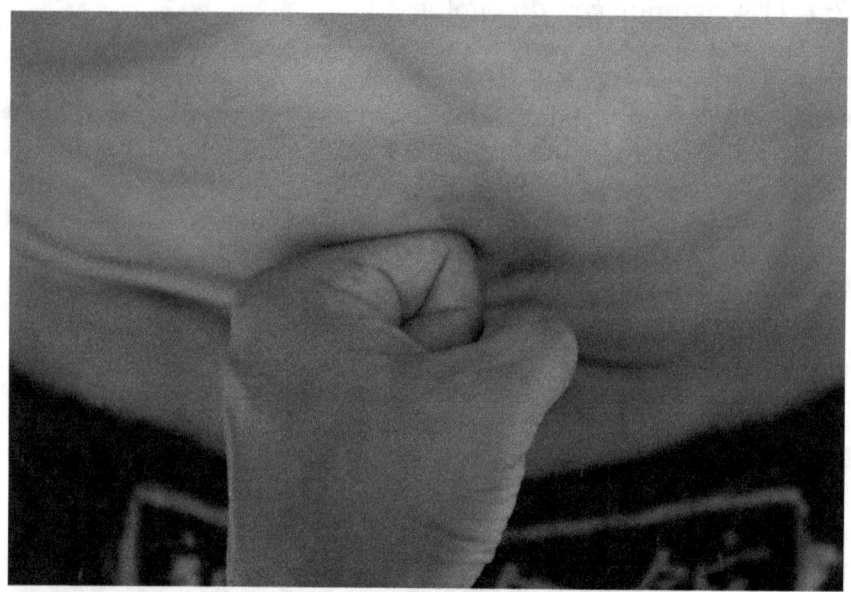

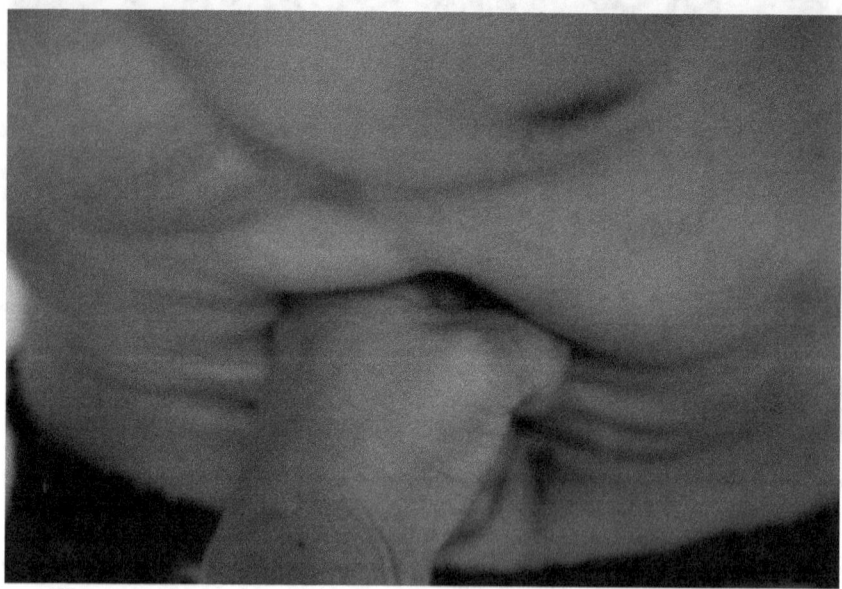

El golpe donde cambiamos la superficie de golpeo es efectivo también con guantes para golpear y los guantes con dedos abiertos usados en artes marciales mixtas. En el momento que el guante golpee el abdomen del oponente no presione con la misma superficie, cambie ligeramente la zona con la que golpea, esto podría generar mas daño. Incluso, al golpear al cuerpo en una posición de montar de artes marciales mixtas es efectivo usar diferentes puntos de golpeo sin golpear la superficie. Un punto importante a investigar es cómo utilizar los guantes cerrados y los guantes abiertos en la competición ya que muchos peleadores no están conscientes de esto.

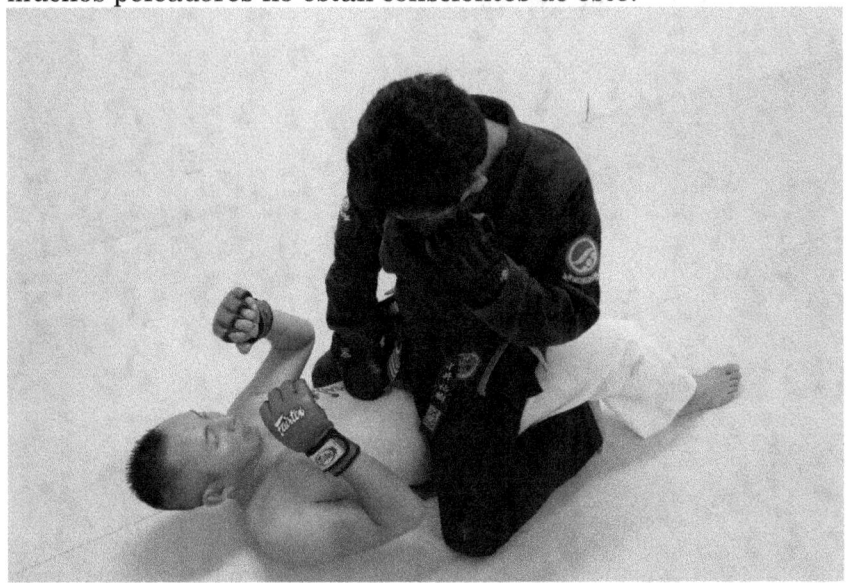

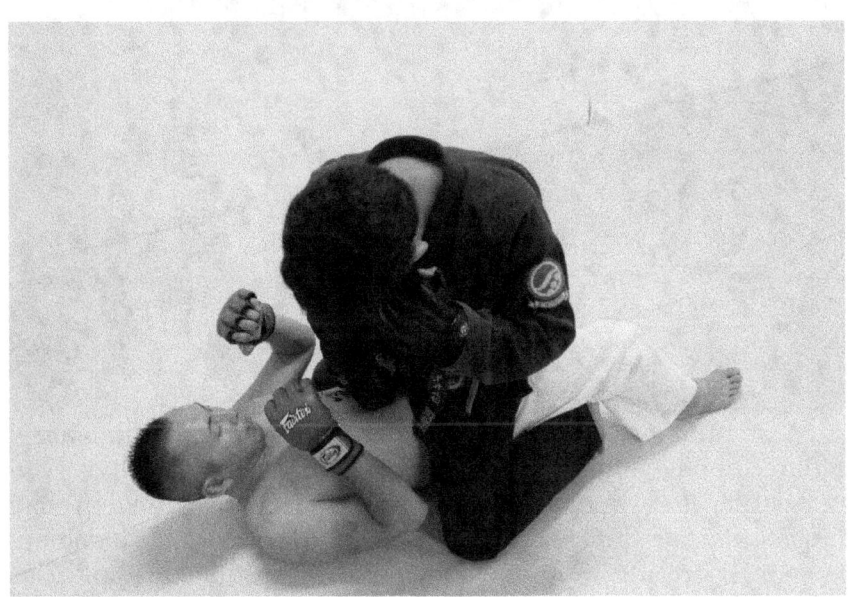

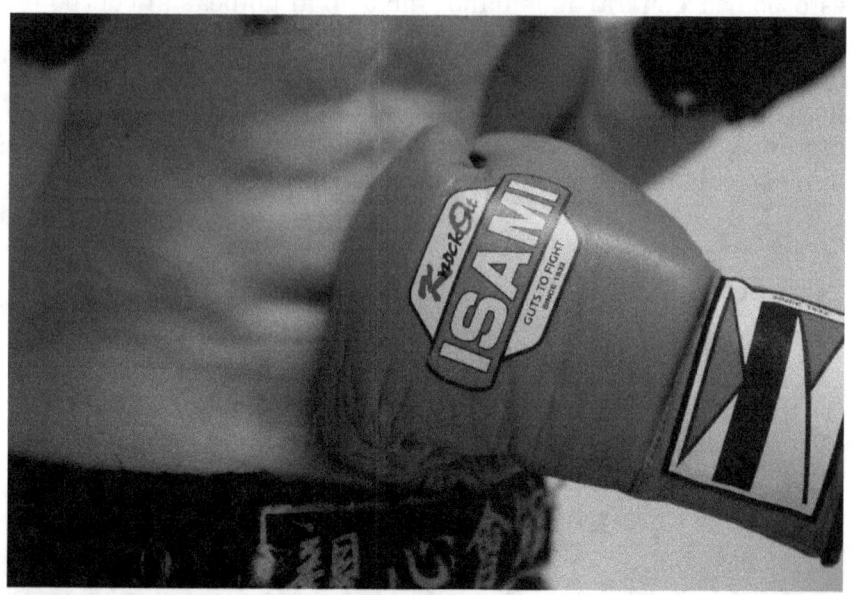

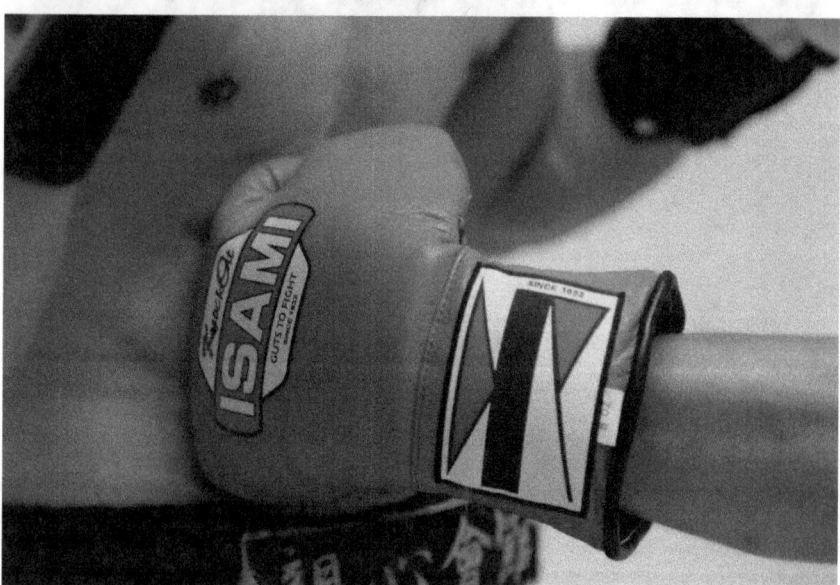

Aún también en el caso de patear al cuerpo, cambiar el punto con que golpea es efectivo. En el momento de golpear con la rodilla la articulación de esta se flexiona, también hay flexión plantar (articulación en el pie), dedos del pie se doblan, la patela ("rótula" - hueso de la articulación de la rodilla) se desplaza en dirección hacia la zona inferior del muslo. Así mismo para patadas de frente y hacia atrás hay métodos para hacer daño mas fácilmente al alcanzar la parte profunda usando bien la articulación. Debe buscarse un buen método de entrenamiento con un compañero confiable, hacer el entrenamiento divertido y dentro del rango seguro donde no queden lesiones ni daños.

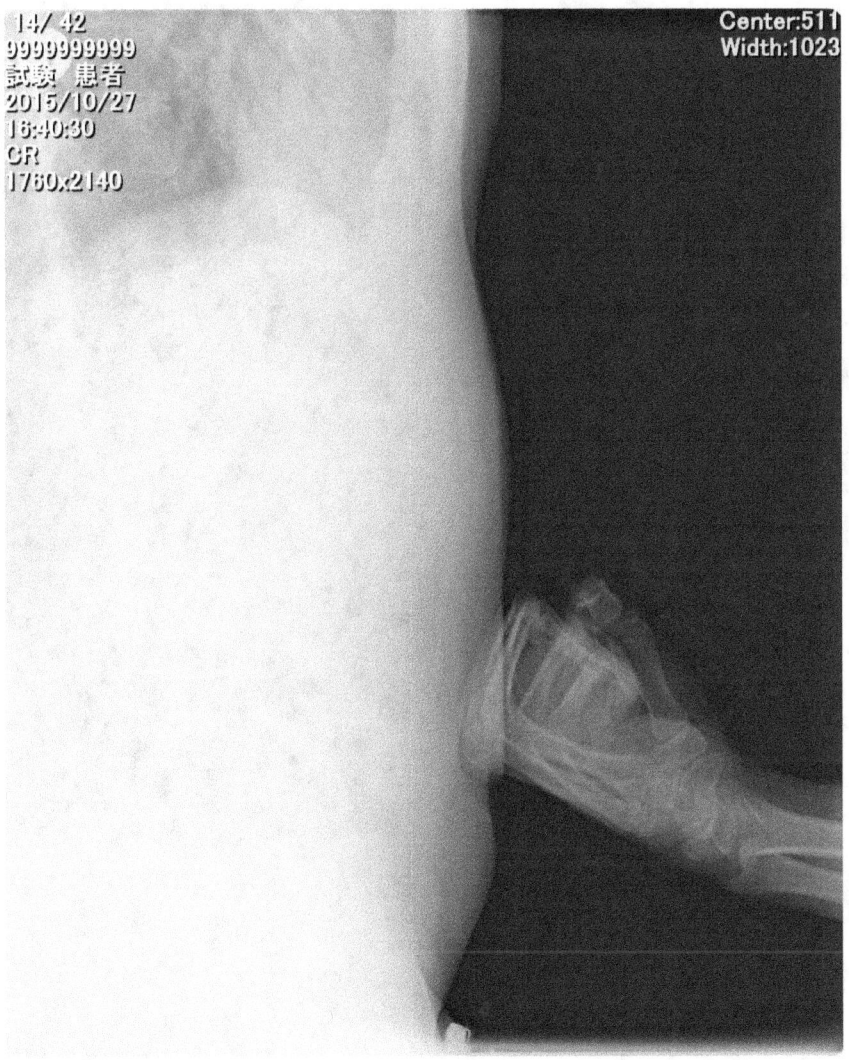

Puño fuerte

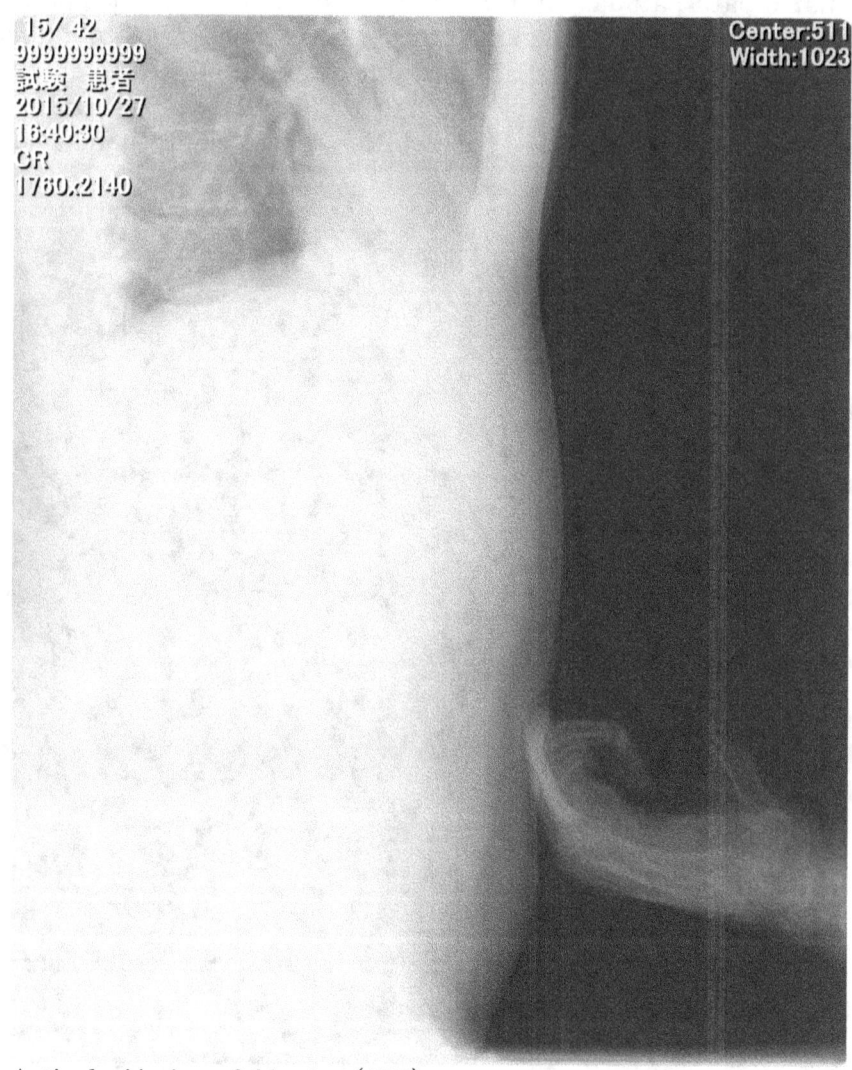

Articulación interfalángica (AIF)

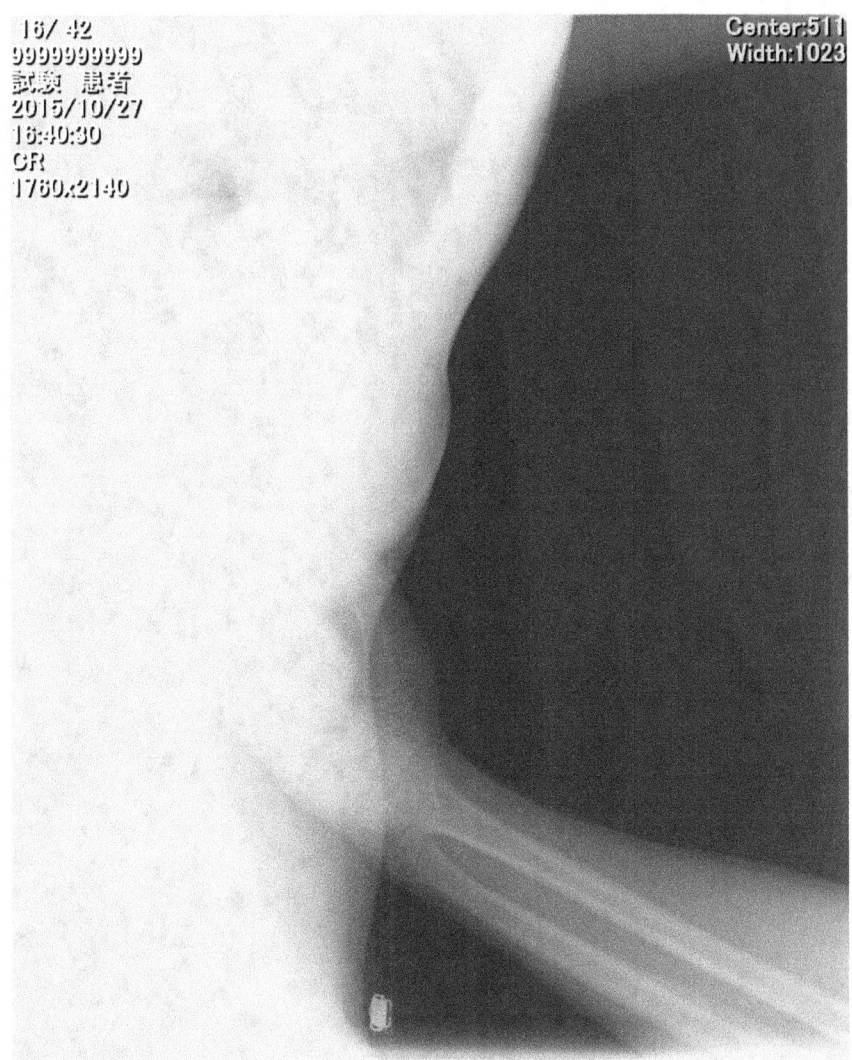

Articulación metacarpofalángica (AMF)

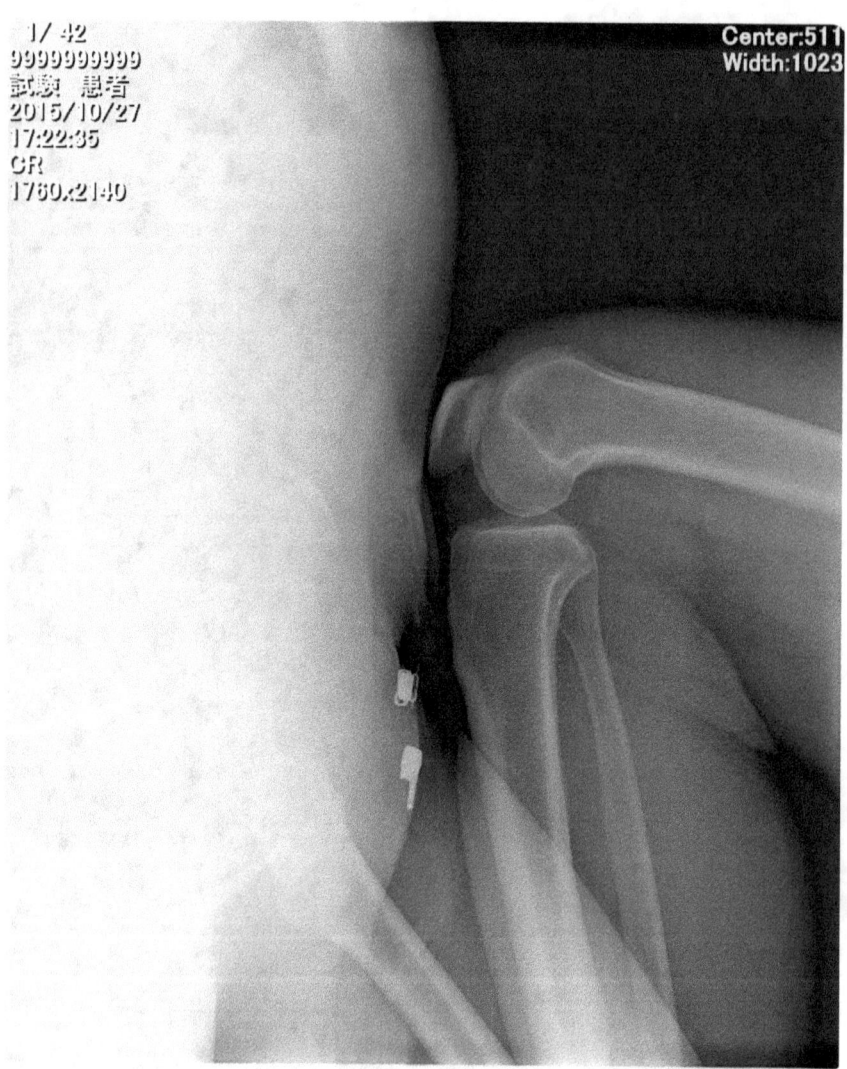

Golpe con rodilla 1

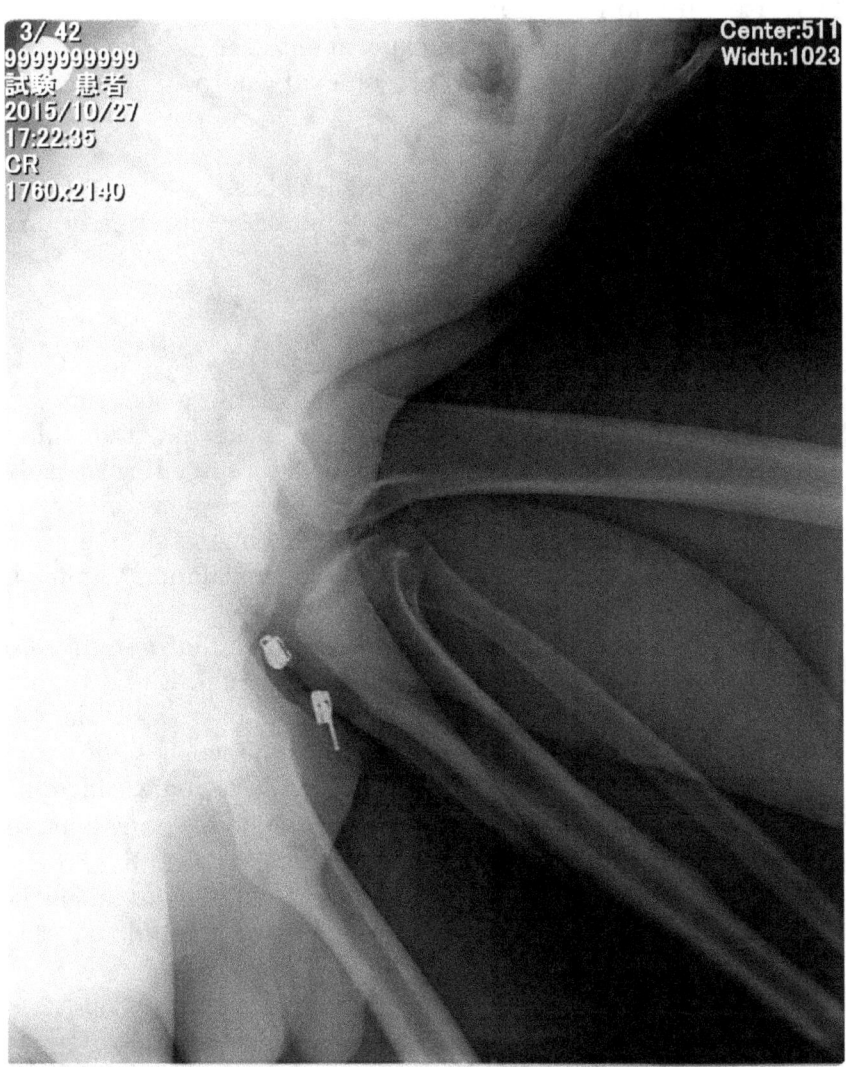

Golpe con rodilla 2

2-8 【Respiración y ataque al cuerpo】

Esta vez vamos a hacer un experimento sencillo para saber la relación entre respirar y el golpe al cuerpo. Busque un compañero y haga lo siguiente:

A: Reciba un golpe al cuerpo mientras inhala
B: Reciba un golpe al cuerpo mientras mantiene una inspiración (aire adentro)
C: Reciba un golpe al cuerpo mientras exhala

Que sucede al ser golpeado de estas tres formas? Cuál produce mayor daño? (por favor hágalo de manera segura y sin lesionarse!). Aun cuando el golpe sea de la misma intensidad siempre el daño recibido es totalmente diferente. El orden de daño de mayor a menor es A-B-C, recibir el golpe mientras inhala es como se produce el mayor daño, mientras que si se recibe cuando se exhala se produce menor daño. Vamos a pensar en el mecanismo.

Debajo de los pulmones se encuentra el diafragma, este juega un papel muy importante en la respiración. El diafragma es básicamente un músculo que tiene forma convexa (de domo). Muy frecuente se ve en restaurantes japoneses de tipo Yakiniku (焼肉 - de carne a la parrilla) donde se come "Harami" (ハラミ - carne del diafragma de res). Cuando el diafragma se contrae su vértice que es convexo se baja y el "domo" disminuye. En este momento, como la presión negativa se aplica hacia la parte externa de los pulmones por encima del "domo" los pulmones se llenan de aire y se realiza la inspiración.

Por debajo del diafragma se encuentran los órganos internos. Mientras el diafragma baja el espacio en la cavidad abdominal que contiene los órganos abdominales se hace más pequeña, así que si se recibe un golpe en ese momento no hay lugar donde "esconder" esos órganos, como resultado el golpe es efectivo. Al contrario, aun cuando se reciba el golpe cuando está exhalando (como en el caso C) el diafragma se relajará y subirá y el espacio interno aumentará y podrá hacer "escapar" los órganos abdominales del golpe. Si recibe un golpe en ese momento va a ser muy difícil que sea efectivo:

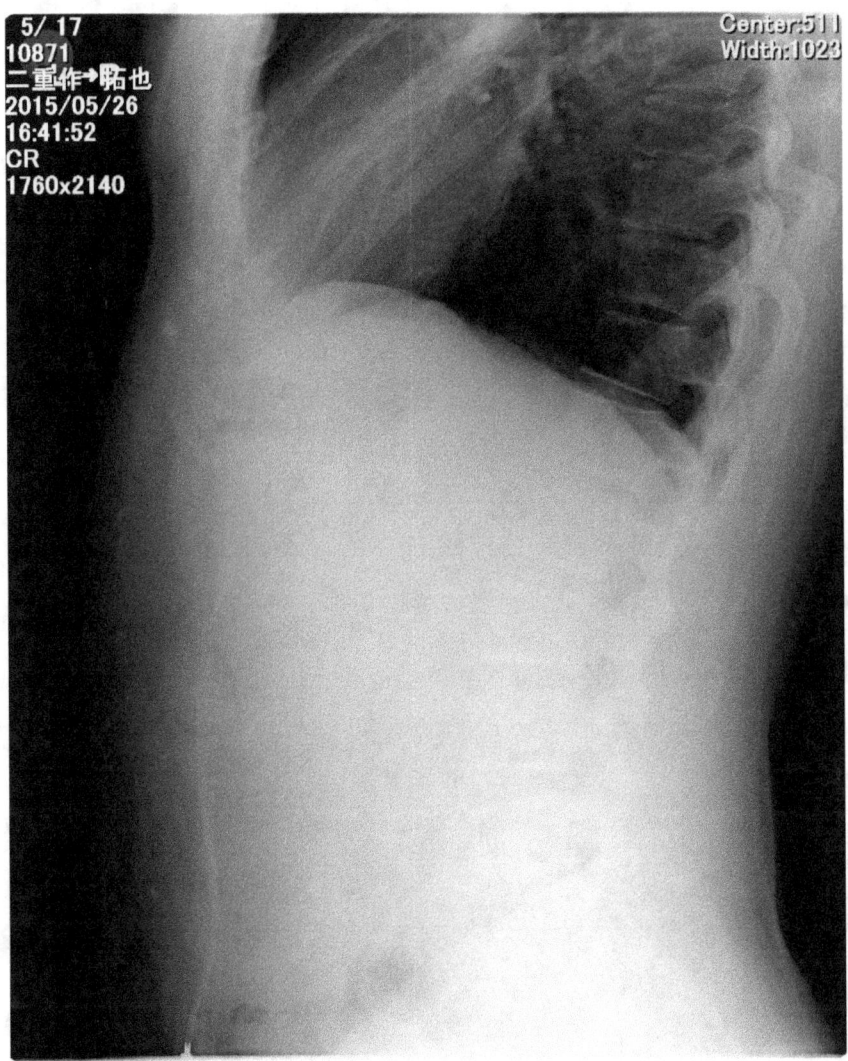

Inhalando

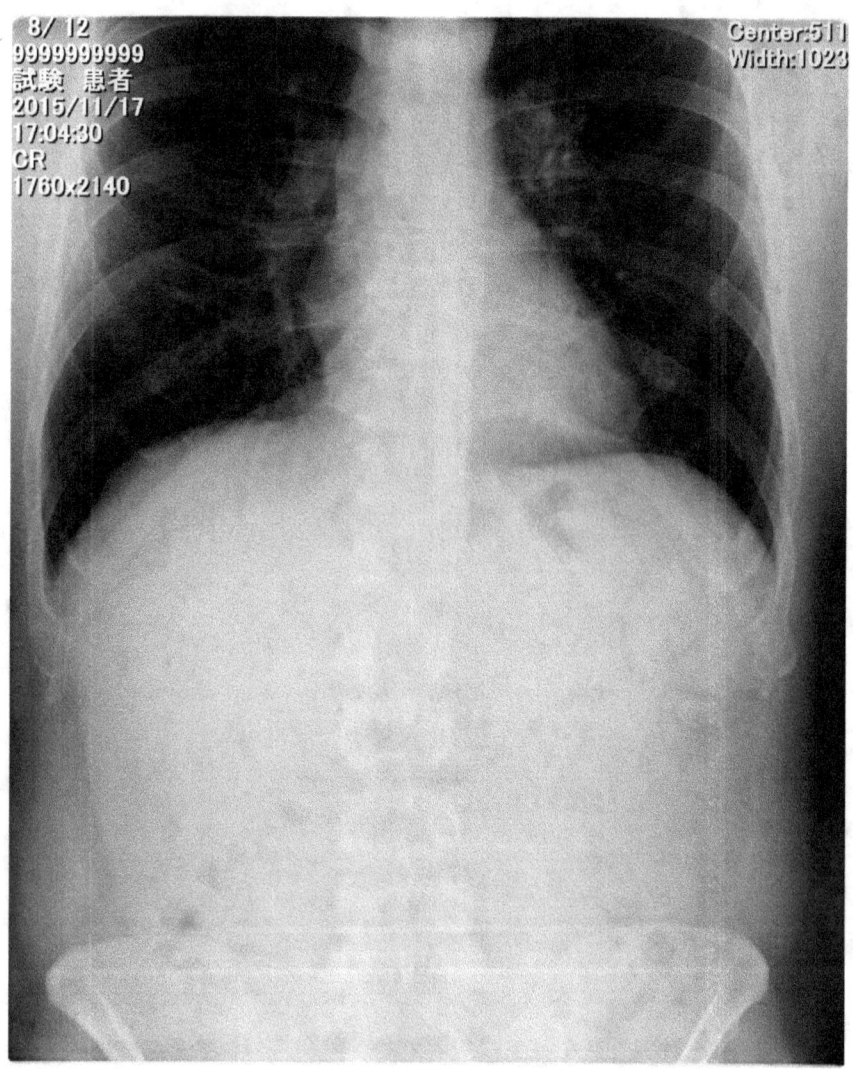

Inhalando

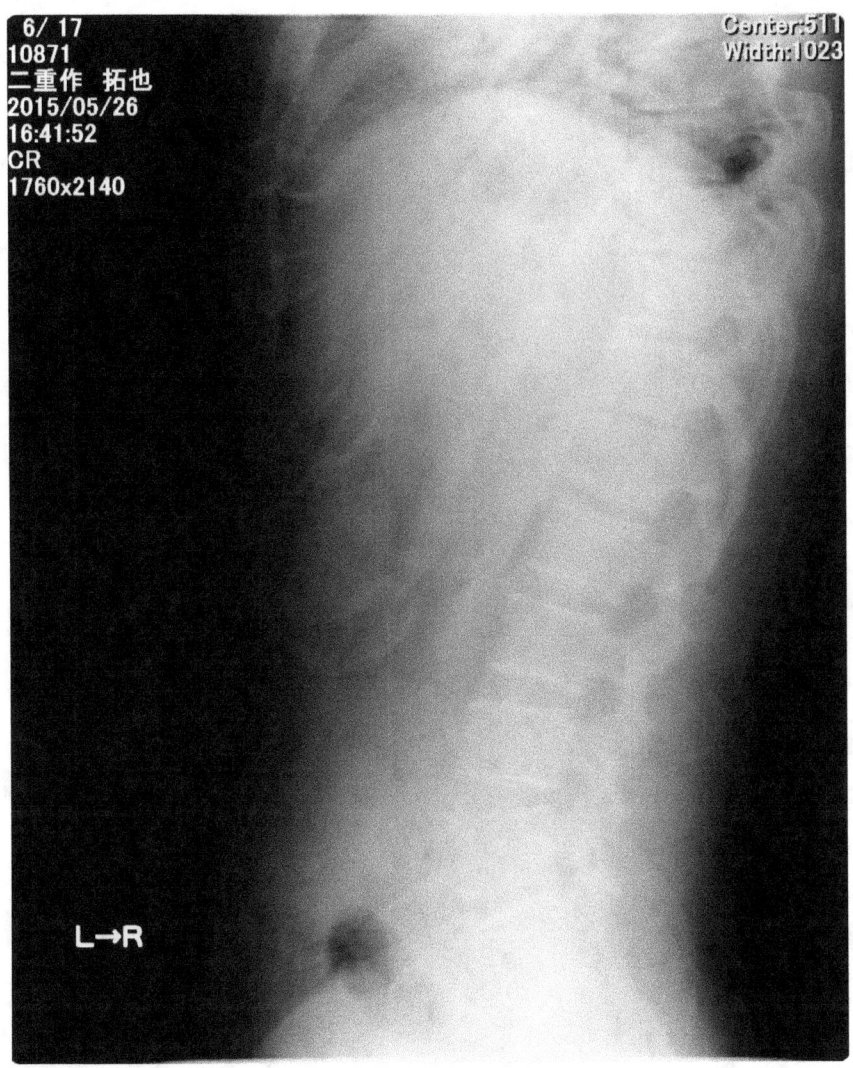

Exhalando

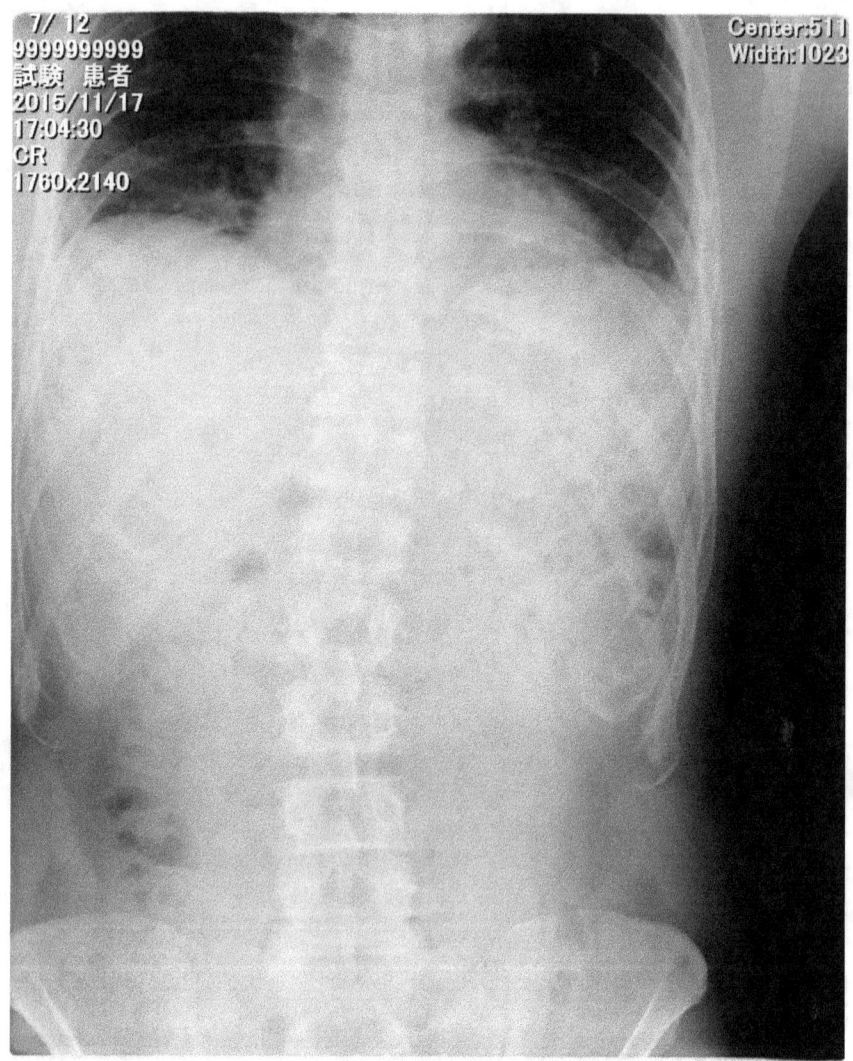

Exhalando

Un peleador que es débil al recibir golpes en el cuerpo detiene su respiración o se toma mucho tiempo inhalando durante una pelea. En Karate, uno de los métodos tradicionales de respiración es el "Ibuki" (息吹), inhalar en poco tiempo y exhalar lentamente mientras se mueve completamente el estómago y el diafragma, y finalmente se deja escapar todo el aire.

Desde un punto de vista médico, parece que el mensaje escondido es que el tiempo para inhalar debe ser lo mas corto posible y usted se debe mantener en movimiento mientras respira. Los peleadores que son buenos golpeando al cuerpo no pierden el tiempo en el momento que el oponente inhala. En el mundo de las artes marciales a veces se le menciona como "leer la respiración", es una habilidad que parece ser muy útil en el proceso de atacar al cuerpo.

2-9 【En qué momento se inhala?】

Entonces, en qué momento debo inhalar? Aun cuando se te ha dicho que se debe golpear en el momento que el oponente inhala, aun cuando usted trate de respirar en el momento que su contrincante lo hace, ojalá hubiera una luz en la cabeza de su oponente que se encendiera cada vez que este inhala, sería muy útil, pero algo así solo podría suceder en un espectáculo de comedia. Nosotros los médicos cuando tenemos un paciente acostado en una cama y queremos saber si respira nos fijamos en los movimientos del pecho, pero en el caso de una pelea el peleador se está moviendo todo y no solo el pecho por lo que es muy difícil ver este movimiento, y no se le puede "por favor deténgase un momento para ver su respiración". Si en cada entrenamiento usted está pidiendo permiso para verle el pecho a su oponente y es una mujer usted va a ganar el título al campeón pervertido del dojo (que incómodo!!).

Entonces, cómo hacen los peleadores profesionales para leer la respiración del oponente? Y cómo usted puede aprender la habilidad de hacerlo? Yo he estado muy preocupado por obtener esta respuesta. Incluso si me dijeran "lea la respiración" yo no soy capaz de entender cómo se "lee la respiración" en los movimientos de un entrenamiento. Me enseñaron que la forma de hacerlo es mirando a los hombros, pero aunque es cierto que cuando el peleador se está agotando su respiración dificultosa podría hacer que la respiración se viera reflejada en los movimientos de los hombros, pero si el contrincante aun no se ha cansado difícilmente se le va a notar la respiración ahí, además, un peleador con experiencia podrá engañar a sus ojos y mostrar nada. Por eso yo creo que este método no es efectivo. Pero entonces, cómo leer la respiración? Me lo he preguntado mucho, y la respuesta la encontré de sorpresa. Hay una pequeña "V" en la pantalla cuando se canta una canción, ese signo significa respirar, se usa para indicar que en ese momento se debe respirar. Cantar una canción es exhalar mientras se produce la voz, por lo que al final de una frase siempre se debe respirar. Cuando se pone a prueba la habilidad en una pelea, hay momentos donde se realiza una combinación como "uno – dos – derecha abajo", "jab derecho al medio izquierdo", esas son las frases de la canción. Al final de la combinación de golpes, después de invocar al "Sh" o "Heh" ciertamente va a tener que respirar. Si usted golpea seguro en ese momento va a producir daño aun si golpea con la misma fuerza. Una combinación de "uno – dos – derecha abajo" viene con una oportunidad para atacar al cuerpo justo después de "derecha abajo". Para golpear al cuerpo y hacerlo efectivo considero que si usted adopta el hábito de romper el movimiento que va unido a romper la respiración la probabilidad de éxito definitivamente aumentará.

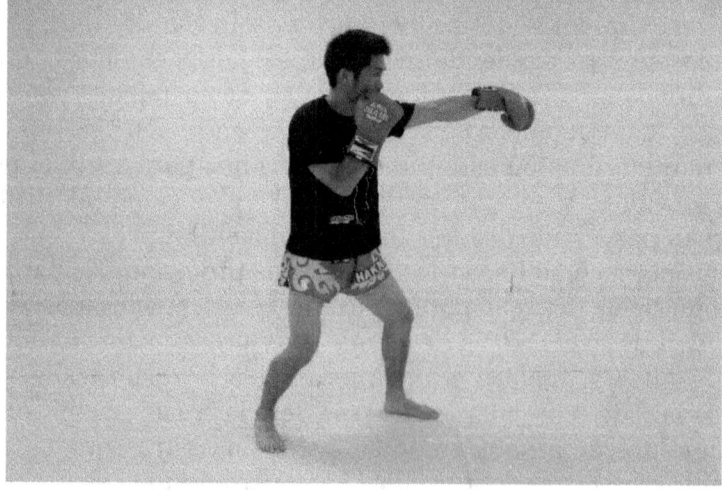

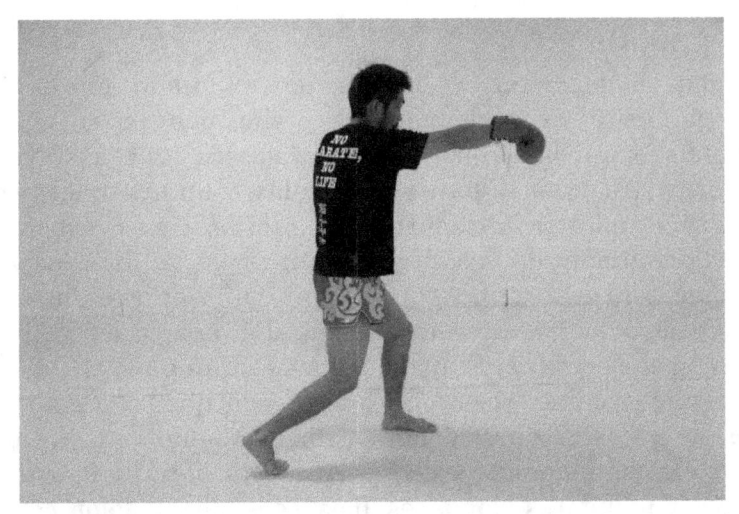

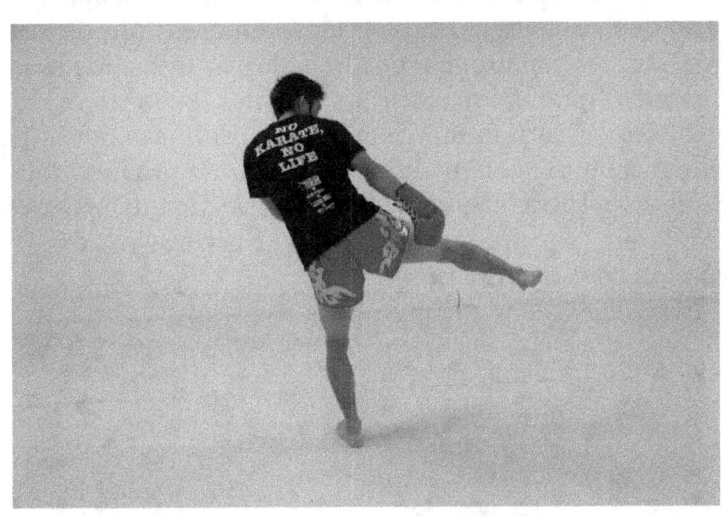

2-10 【Tórax y K.O.】

Hasta este momento nos hemos enfocado en el K.O. principalmente al abdomen. El pecho que está sobre el abdomen, está formado por la caja torácica. Esta consiste en 12 vertebras torácicas, 12 pares de costillas, y un hueso (esternón) que forma una articulación con los anteriores y es responsable de la protección de los órganos internos. A diferencia del abdomen está estructurado como una jaula de aves hecha de duros huesos por lo que un enfoque diferente a los golpes al abdomen es necesario. Si usted golpea con un puño suave se va a lastimar la mano, por eso se puede decir que para golpear al tórax se necesita dureza, para esto el ataque con puntos se vuelve extremadamente efectivo. Al atacar el tórax el estímulo se aplica a lugares donde es mas sensible al dolor como el periostio que envuelve al hueso, los ligamentos alrededor de la articulación, los tejidos suaves alrededor de estos, los músculos intercostales (que están entre las costillas), y la pleura detrás de estos; esto si va a dañar al oponente. El hueso por si mismo no tiene receptores dolorosos por lo que no se produce dolor y el dolor que se produce es por lesión del periostio que los envuelve. El dolor que se produce con una fractura se da por la destrucción de ese periostio.

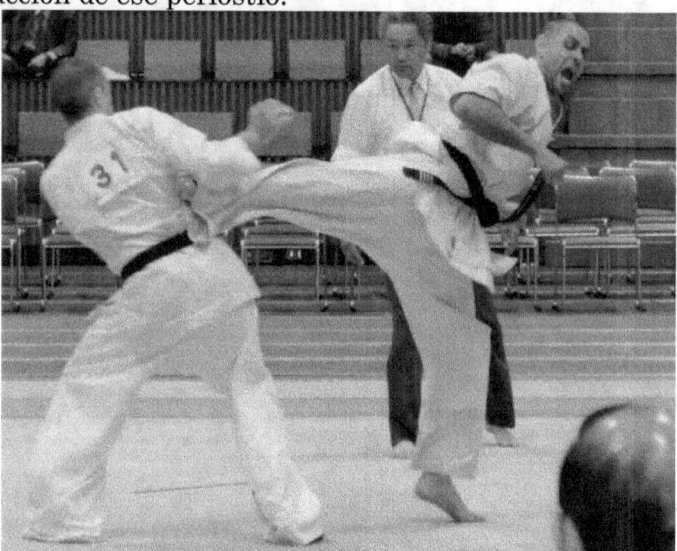

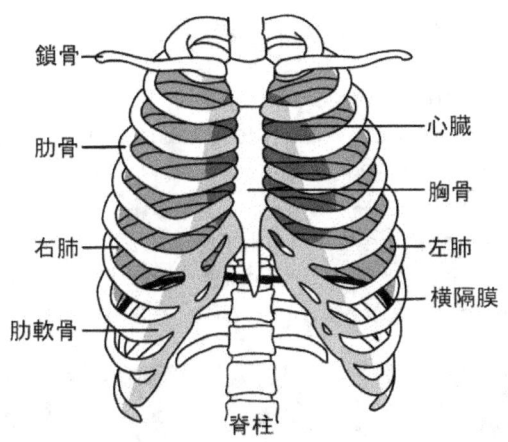

鎖骨 clavícula
肋骨 costilla
右肺 pulmón derecho
肋軟骨 cartílagos costales
心臓 corazón
胸骨 esternón
左肺 pulmón izquierdo
横隔膜 diafragma
脊柱 vertebras

En las peleas de karate donde se pelea con los nudillos desnudos y con los pies las técnicas de ataque al pecho están muy bien desarrollados y se ven ejemplos de K.O. por fractura de esternón o de costillas. El esternón tiene varias partes, manubrio, cuerpo, y proceso xifoideo, la articulación entre el manubrio y el cuerpo, o el cuerpo y el proceso xifoideo son zonas frecuentes de fractura por una fuerza externa. Particularmente el proceso xifoideo ya que tiene una porción no conectada y es estructuralmente difícil de quebrar. De la misma forma las costillas inferiores donde su parte trasera se articula fuertemente a la columna pero la parte delantera no se conecta con otros huesos (llamadas costillas flotantes) las hace muy fáciles para fracturar, además un golpe entre las costillas produce un dolor intolerable.

Usted utiliza puños solo o puede hacerle puntos en cualquier momento? Puede usted patear al tórax con el empeine o hacer daño en las costillas con la punta de sus pies? Puede usted lograr un punto usando guantes que no cubren los dedos? En Karate y Kenpo antes de ser competitivo se solía hacer "golpe con un punto" (一本拳 - ipponken), ahora muchos peleadores lo están usando nuevamente para las competiciones. La búsqueda de nuevos tipo de golpes al tórax podría ser una buena posibilidad de avance en el futuro de las artes marciales y deportes de contacto.

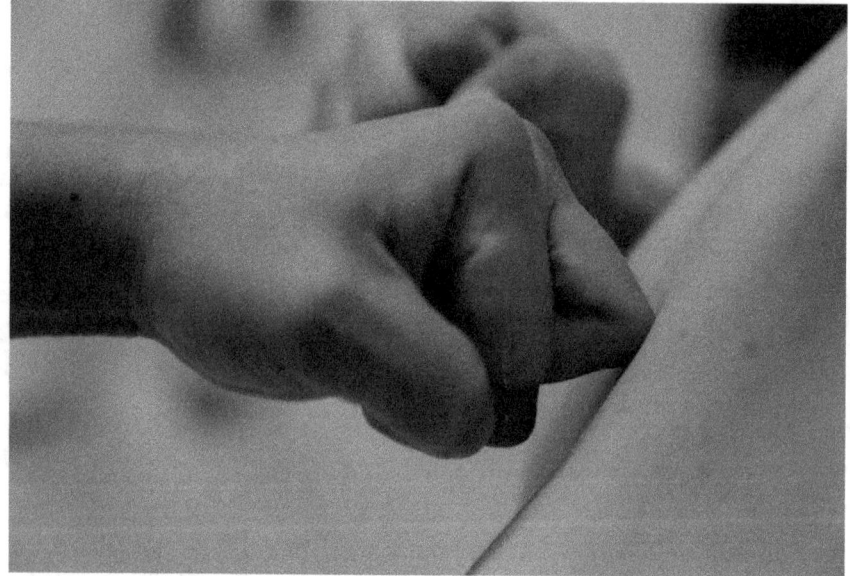

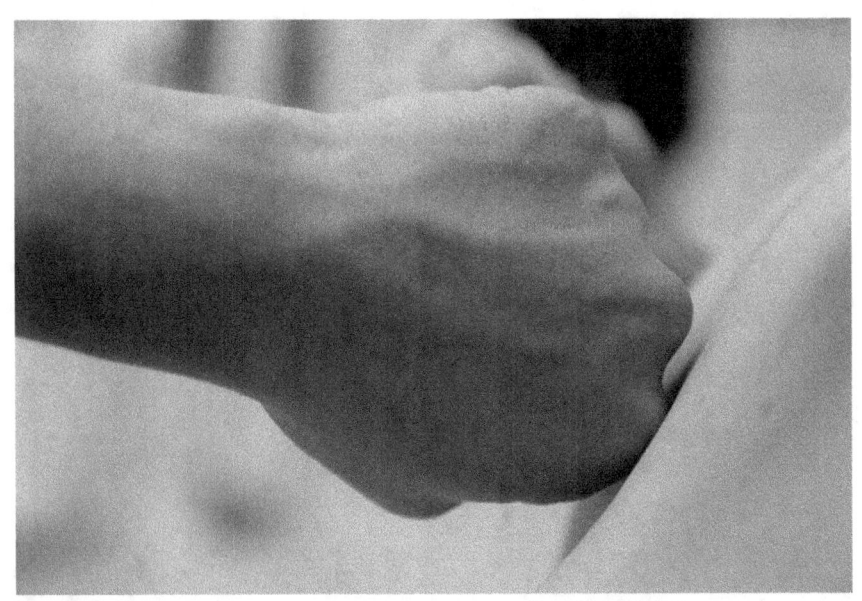

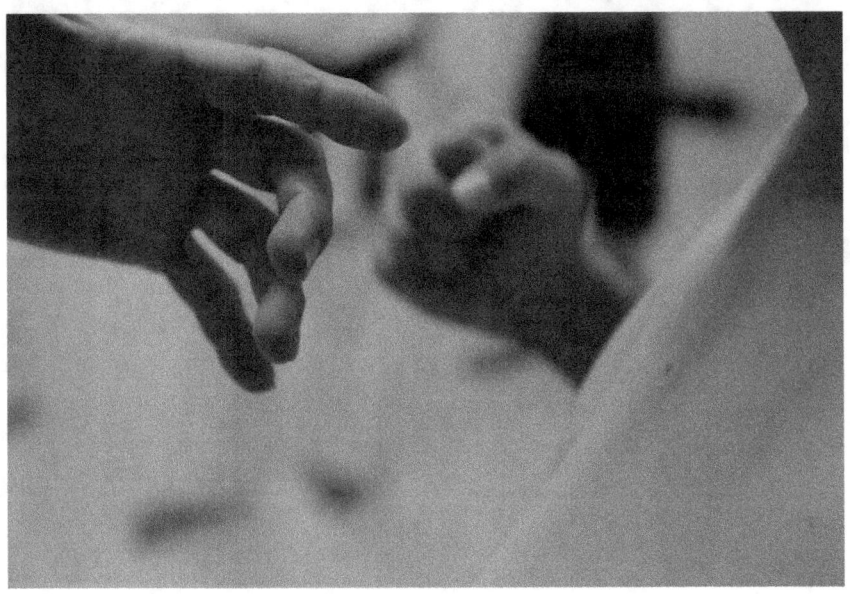

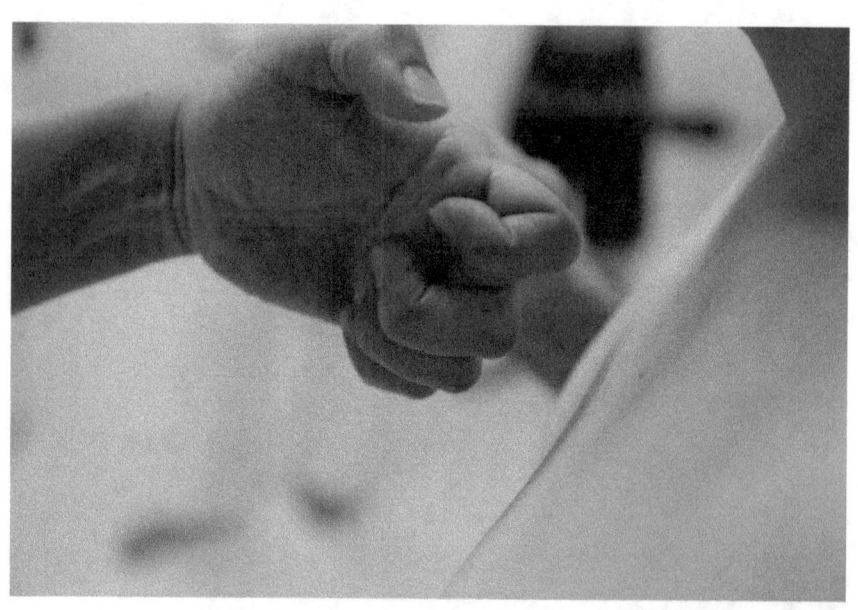

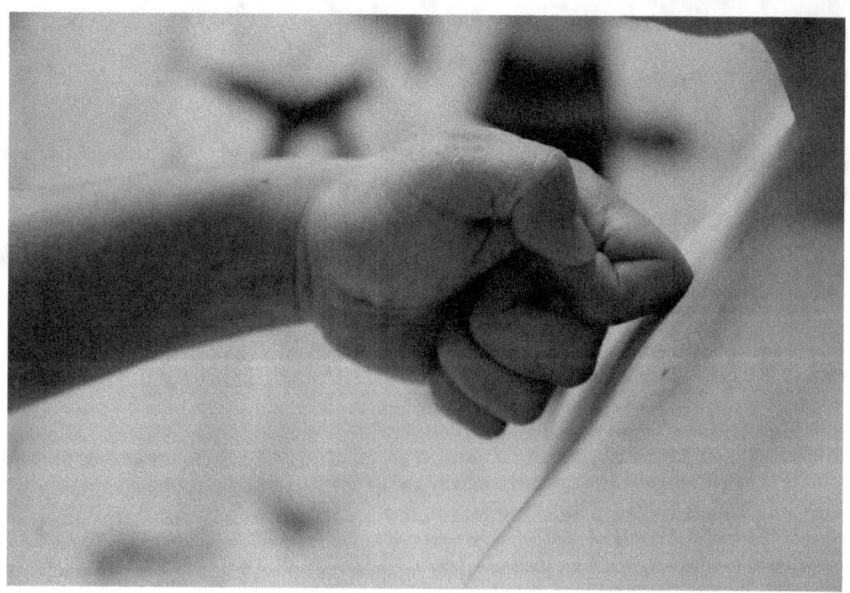

Otro aspecto que no podía olvidar es la función respiratoria del tórax. El ex campeón mundial WBA y WBC, y legendario ex boxeador japonés Kuniaki Shibata decía que él lograba reducir la energía del oponente con la táctica de mantener las costillas del oponente ligeramente golpeadas, lo que además era muy ventajoso cuando se enfrentaba a fuertes peleadores extranjeros. El Sr. Eddy, quien era su famoso entrenador le decía al Sr. Shibata que había que "quebrarle el tanque del oponente". Los músculos intercostales, como lo mencionamos, están fuertemente ligados a la respiración, pero cuando están sujetos a la acción de una fuerza externa la respiración se interrumpe. Mientras dice "Ahhhhh" si se golpea repetidamente las costillas sonará "Ah Ah Ah Ah", el movimiento de los músculos intercostales se ve bloqueado por la fuerza externa.

Ese es el principio de interrumpir la respiración, en este caso yo creo que usted podrá entender que la superficie es más efectiva para golpear con un punto si lo experimenta. Aunque no conlleva directamente a un K.O. es una de las tácticas que efectivamente le agota la energía al contrincante y le aumenta la posibilidad del K.O.

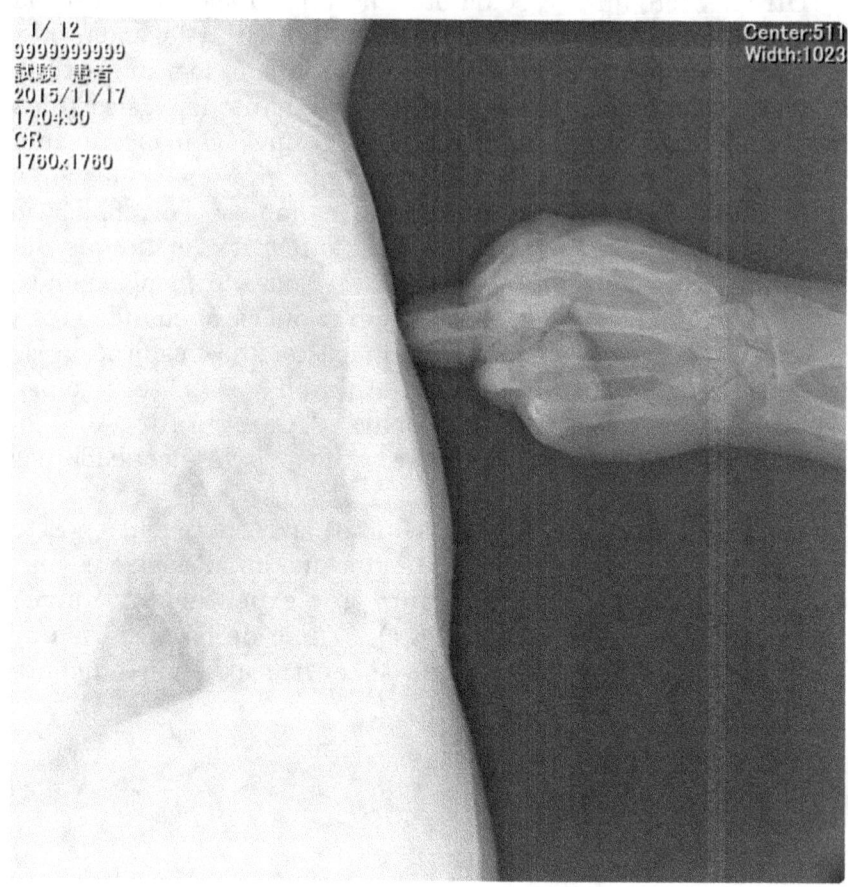

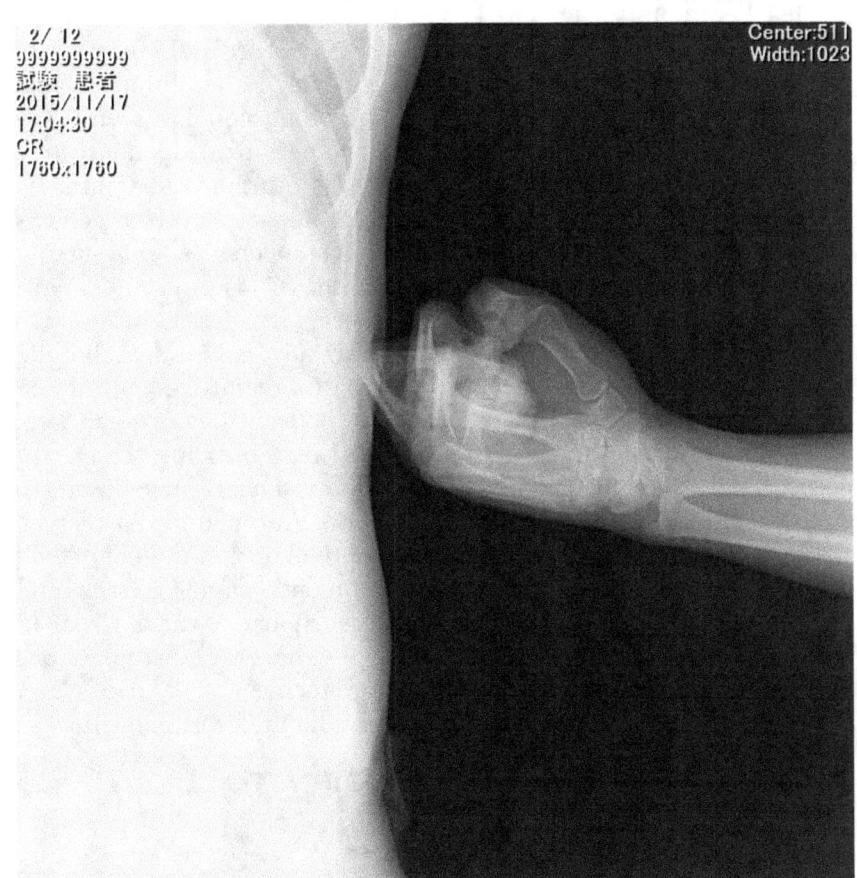

2-11 【Técnicas y tácticas】

Conociendo mas profundamente la estructura del cuerpo y el tórax, la función de barrera de los músculos abdominales, y la relación con la respiración, va a desarrollar bien las técnicas y tácticas. Aun al golpear al cuerpo, si golpea a un oponente que está fuertemente parado, la barrera de los músculos abdominales de su oponente se vuelve muy efectiva. Si usted usa otras técnicas o fintas para desestabilizar el balance de su oponente, el momento del colapso hará que se le de prioridad a los músculos para estabilizar por lo que la barrera se perderá.

Si usted se mueve pensando evitar el "golpe derecho del oponente" la oportunidad para atacar finamente el punto de golpeo de las costillas derechas también podrían llegar a ser cero, en el momento que golpea el oponente. Entre más fuerte sea esa derecha del contrincante más daño podemos hacerle por un efecto sinérgico, sería un desperdicio no hacerlo. Aun cuando la técnica sea la misma, mucho de la influencia sobre el oponente depende de cuándo lo vamos a golpear, en qué momento vamos a lanzar el golpe, y qué tipo de situación vamos a usar para lograrlo. Crear la habilidad entendiendo al ser humano y hacer el esfuerzo por mejorar para ser capaz de construir técnicas y tácticas con confianza, es el aspecto que enfoca el estudio médico y científico.

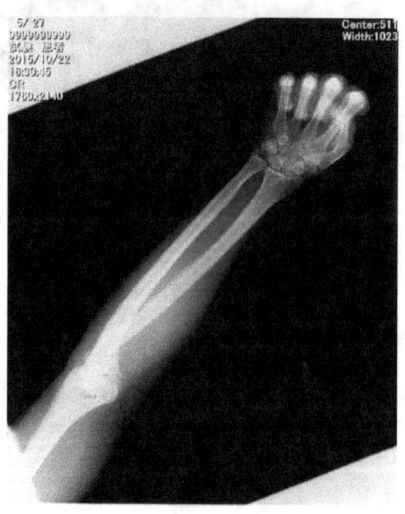

3: Qué es K.O.?
-Patada baja-

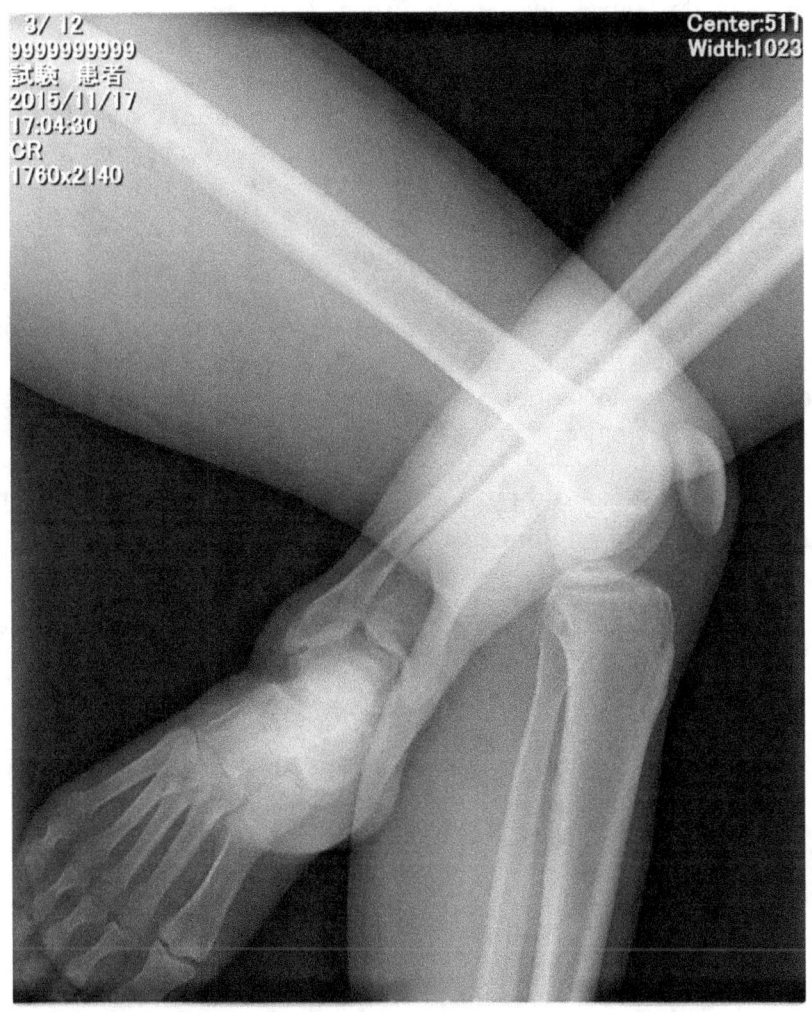

3-1 【K.O. con patada baja】

Patada inferior y patada baja, Gedan keri （下段蹴り） rokikku （ロ一キック） Una patada que puede producir gran daño si se realiza adecuadamente, la patada de un pateador bajo habilidoso es el recuerdo destructivo de la fina espada japonesa （meito -名刀）. Es una técnica que produce un dolor inaguantable que solo los que la practican pueden conocer, y es desconocida para los que nunca han pateado así. Las variaciones a esta patada está en constante desarrollo y su técnica aun continúa evolucionando. De hecho se ha dado el caso de que el hueso más grueso del cuerpo humano, el fémur, se ha fracturado por una patada baja en una pelea, y en ocasiones hace que el oponente pierda su "fe", contrario a lo que aparenta que puede ser.

Recordando los principios donde el K.O. a la cara produce una rápida rotación del cerebro y causa una concusión, el sistema abdominal para el noqueo donde se libera la función protectora de los músculos abdominales para estimular los receptores nerviosos del peritoneo y producir dolor, en el caso de los ataques bajos, cómo es que se produce un K.O. al patear la extremidad inferior de un oponente con una patada baja o una patada inferior? Vamos a considerar los mecanismos desde el punto de vista anatómico.

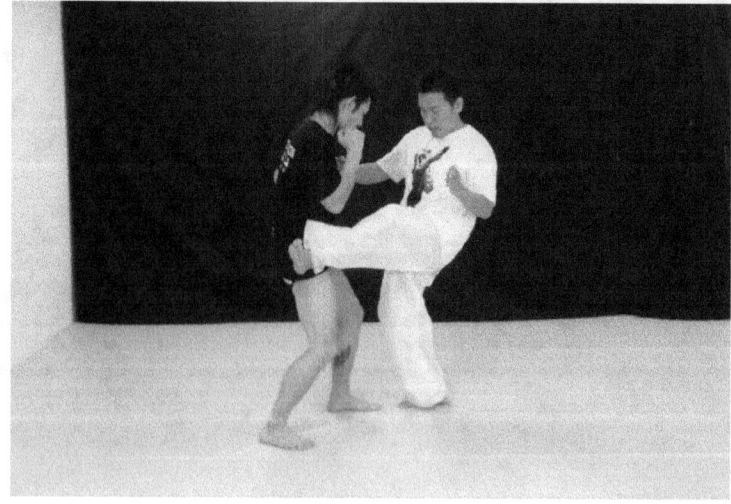

3-2 【Experimento】

Vamos a hacer pareja y dejar que este lo patee en el trasero. Al principio que la patada sea ligera y gradualmente se vaya haciendo más fuerte, conforme esto pasa se va produciendo más dolor con la patada. Si usted tiene algún nivel de experiencia en artes marciales no se va a lastimar mucho que le impida caminar aunque el golpe haya sido fuerte.

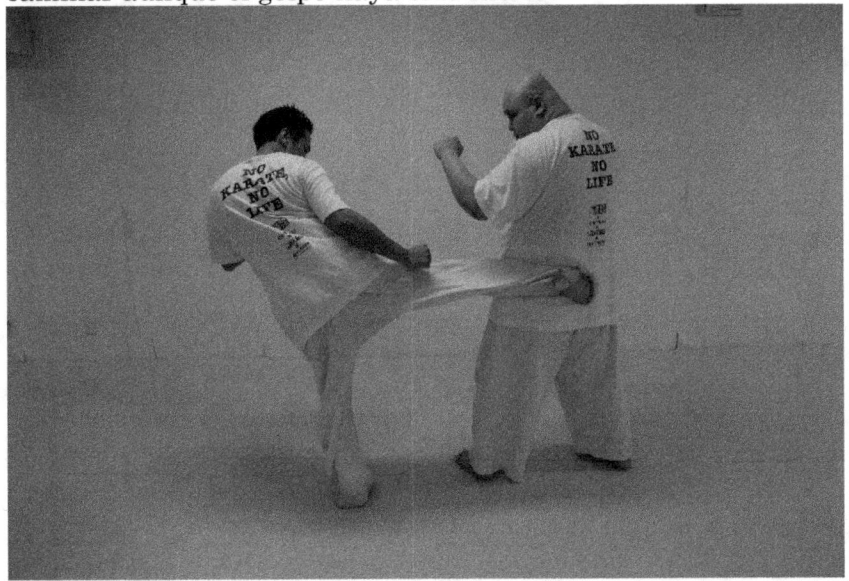

Hasta hace algunas generaciones en Japón se solía usar las nalgadas para castigar a los niños malcriados. No es la forma apropiada de castigo si es abusivo o si el padre lo usa para descargar sus emociones, pero hay personas que lo usan como parte de la educación o cuidados, y el mensaje es transmitido al niño para que vaya entendiendo por medio de la experiencia del dolor. Más allá del argumento de si es abuso o sobrepasarse con el niño, desde la perspectiva de la Sociedad de Medicina del Combate lo consideramos como un golpe, nalguear entra en la categoría de "seguro". Las "nalgas" cubren las caderas y se usan repetidamente durante el día, al levantarse y sentarse, caminar y correr. Un músculo largo y grueso, el gluteus maximus y el tejido subcutáneo que lo cubre como un protector hace que esta parte sea relativamente fuerte a un trauma externo.

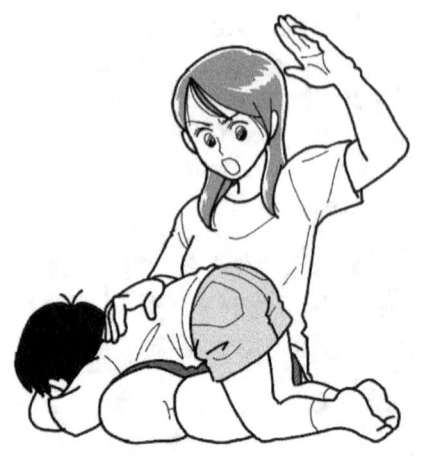

La cabeza de un niño cuyo cerebro se encuentra en crecimiento día a día tiene poco espacio y puede tener sangrados con facilidad y esto producir una herniación cerebral que lleva a un muy alto riesgo de perder la vida. Al igual que el pecho, el abdomen superior está cerca del corazón y el riesgo de daño por contusión en los niños es muy alto y las tasas de mortalidad son muy altas, por lo que golpes en cualquiera de estas partes debe evitarse totalmente. Las articulaciones de las rodillas, hombros, etcétera, tienen en ellos alto riesgo de lesión y podrían dejar lesiones permanentes. Ni mencionar el irreparable daño que se podría producir si se golpea los ojos o el abdomen inferior. Viendo esto es a lo que me refiero con que las nalgadas son relativamente seguras como estímulo doloroso sin provocar alteración funcional. Por supuesto que es mucho mejor hablar con el niño y educarlo por lo que NO recomiendo que se nalguee a un niño.

El Sr. Masutatsu Oyama, fundador del Karate Kyokushin, cuando entrenaba y no era capaz de demostrar su fuerza al levantar barras muy pesadas le decía a su esposa que le punzara las nalgas con una aguja de colchones (mucho mas grande que la aguja de coser) para demostrar su intenso poder. Este método, aunque muy extremo, lo hacía con seguridad ya que lo llevaba a hacer algo con pocas posibilidades para no saber su efecto.

Recibir una patada baja o inferior en el trasero en una buena decisión para evitar un K.O. Algunos peleadores usan esta técnica de recibir el golpe con el trasero cuando no pueden evitarlo. En este experimento usted se puede imaginar que el K.O. es difícil de hacer en los lugares cubiertos por grupos musculares gruesos.

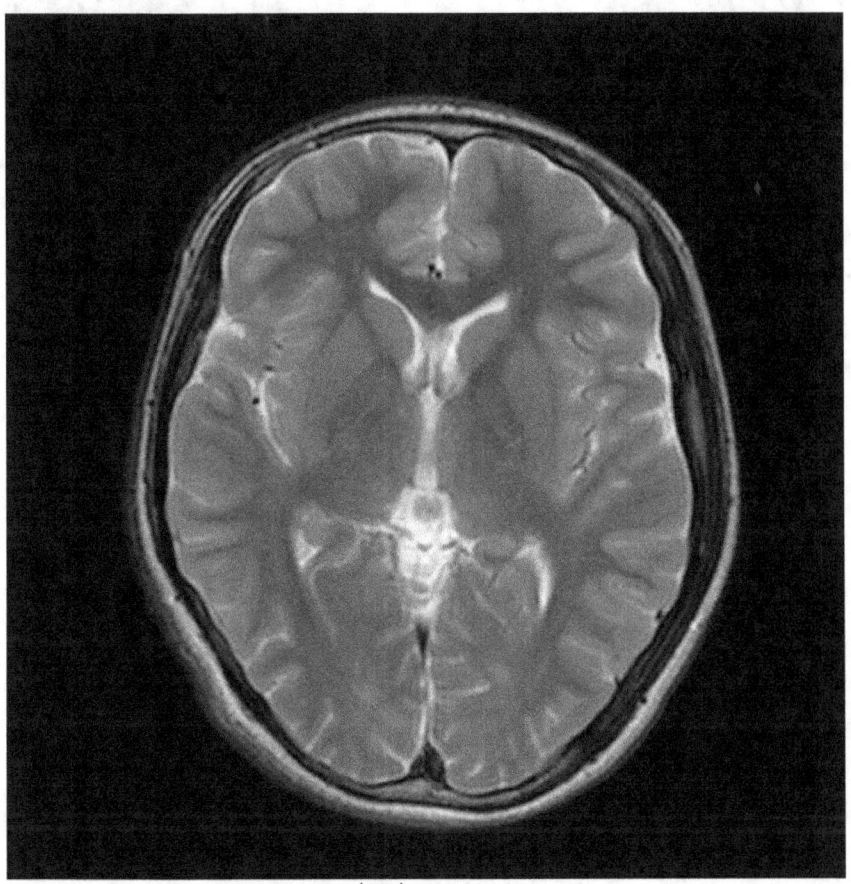

Tomografía computarizada (TC) del cerebro de un adolescente

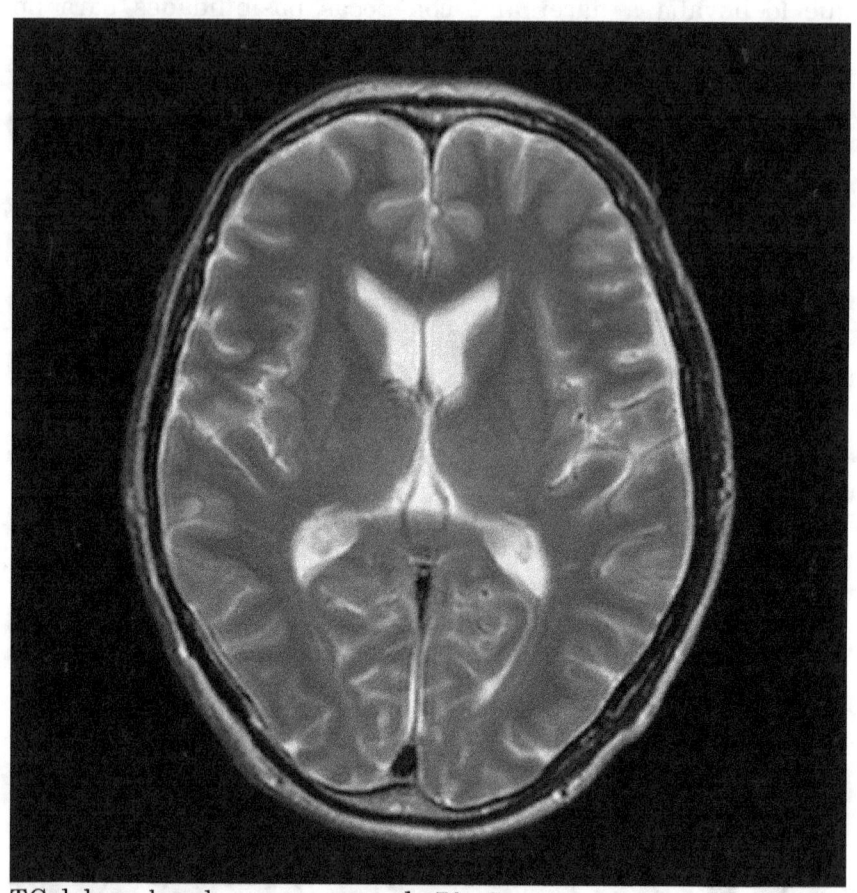

TC del cerebro de una persona de 70 años

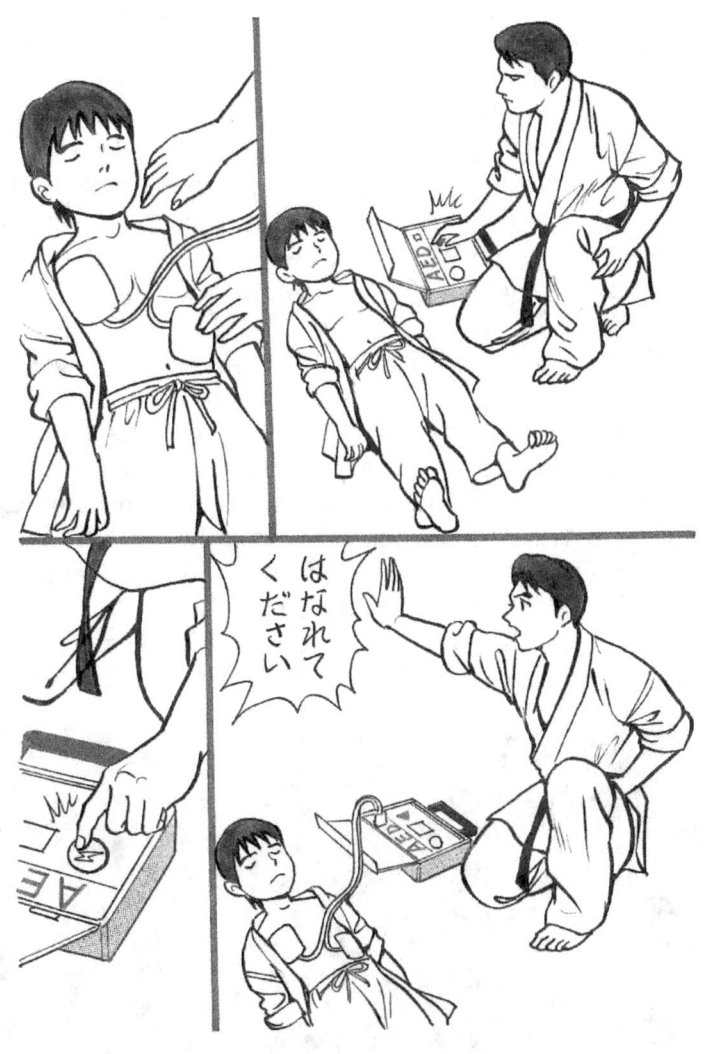

Contusión cardíaca→Desfibrilador automático

3-3 【Anatomía de la extremidad inferior】

Aquí déjeme explicar la anatomía de la extremidad inferior. Estas extremidades se proyectan desde la pelvis, el fémur (hueso más grueso) forma articulación con la cadera en la zona lateral de esta llamada el acetábulo. Viendo una imagen de tomografía computarizada (TC) la extremidad inferior se proyecta desde la cadera en forma descendente, externa y hacia atrás. Si usted toca la parte más externa de la cadera va a tocar una parte muy dura justo seguida de la piel, es el trocánter mayor. En el fémur, el trocánter mayor se encuentra en la parte mas externa y hacia atrás. De ahí, el fémur se extiende interno y hacia delante, y al acercarse a la rodilla se dirige hacia al frente del muslo.

Cuando se adopta una postura de atención y se acercan los dedos de los pies, al mirar la pierna derecha desde el frente se ve que la parte inferior en forma de "L" es más larga. Visto desde afuera (a la derecha) la parte inferior de la "L" también se posiciona mas largo. Hasta que yo estudie apropiadamente anatomía solo tenía imágenes del hueso del muslo donde se proyectaba recto hacia el medio del muslo. Actualmente no era así, mostraba la forma de "L" que pude comprobar al realizar escaneos con TC y fue así como vi que la estructura del fémur estaba fuertemente ligada al K.O. por patadas bajas.

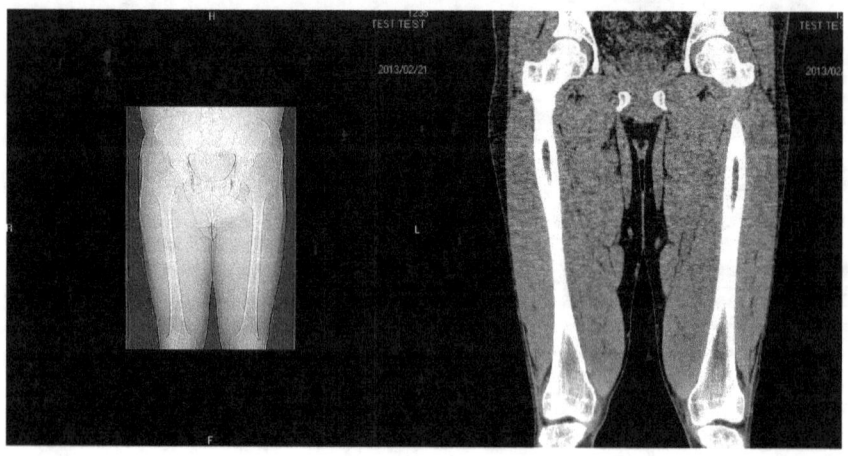

3-4 [Área con mayor sensibilidad al dolor]

Los humanos tenemos sensación al dolor. Esta se da por medio de receptores dolorosos en todo el cuerpo que mandan las señales al cerebro. Entre mas receptores dolorosos haya mas dolor se siente, y viceversa, menos receptores menor dolor. El lóbulo de la oreja donde se perfora para colocar aretes es un lugar con relativamente pocos receptores dolorosos, mientras que hay muchísimos receptores en los ojos. Aun entre la palma de la mano y el dorso de la misma la sensación dolorosa que se siente con el mismo estímulo en ambos lados es totalmente diferente. Esta sensación de dolor se mantiene ligada a mantener una función y a mantener protegida una zona altamente prioritaria. Siempre muchos receptores del dolor se encuentran vigilando y hasta el más pequeño estímulo es enviado como información al cerebro.

Receptores del dolor están densamente distribuidos en las articulaciones y sus alrededores. Los músculos se vuelven tendones (unión músculo-tendinosa) y estos se adhieren al periostio. Las propiedades de esta unión músculo-tendinosa es diferente al músculo y tendón, y es propensa a rupturas por concentraciones en la carga. Hay muchos receptores dolorosos en esta zona y en los tendones ya que se alteraría el movimiento si hubiera una ruptura. Como lo mencionamos con la caja torácica, no hay receptores en los huesos de las extremidades pero si hay en el periostio que cubre al hueso. El dolor insoportable que se siente al sufrir una fractura no es dolor propiamente del hueso, si no por estímulo de los receptores del periostio.

Otro sitio con muchos receptores de dolor son los ligamentos, estos son estructuras que unen a los huesos en las articulaciones. Técnicas para bloquear las piernas o brazos buscan producir una fuerza externa sobre tendones y ligamentos que produzcan dolor.

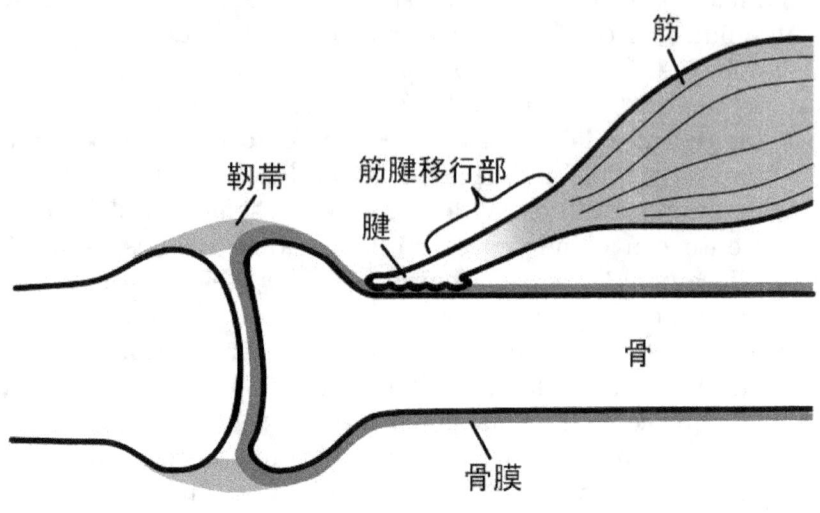

筋 músculo
筋腱移行部 unión (transición) músculo-tendinosa
腱 tendón
靭帯 ligamento
骨 hueso
骨膜 periostio

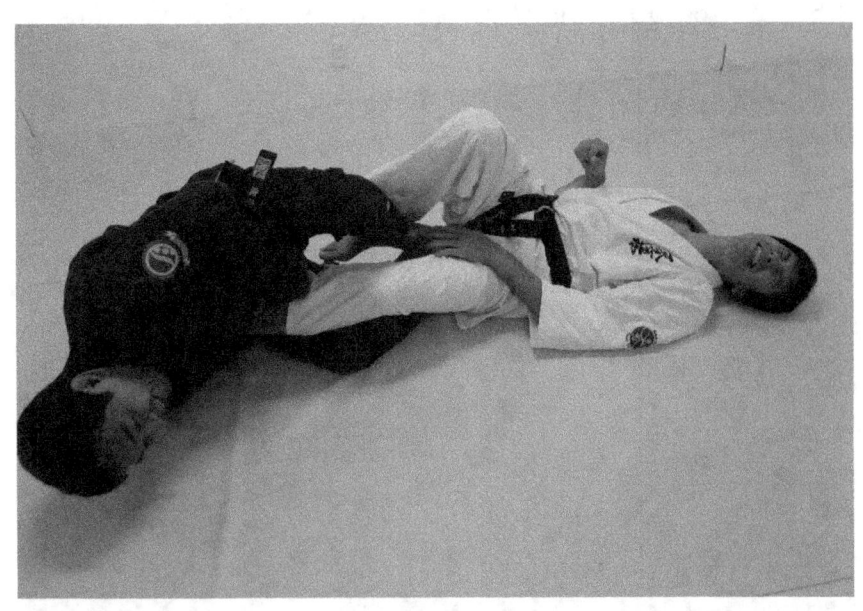

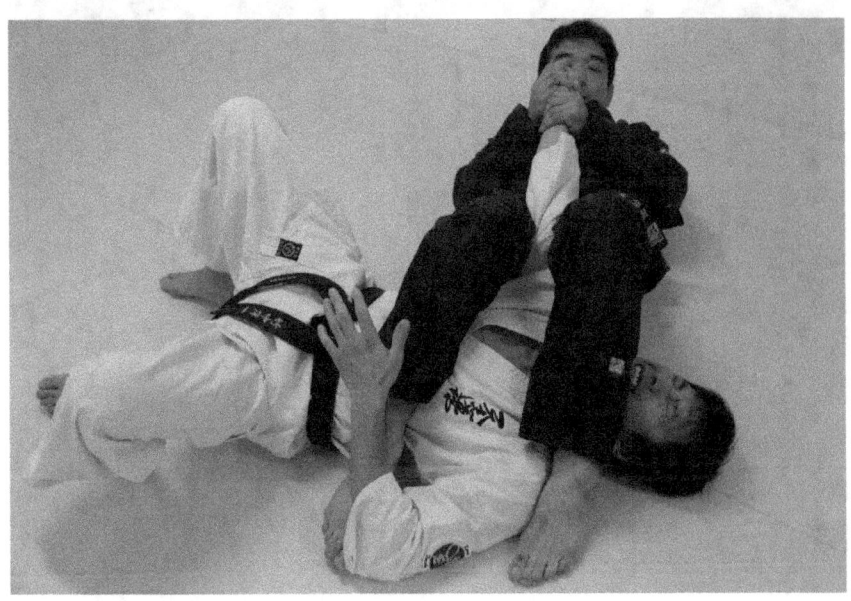

3-5 【Puntos que colapsan por la patada baja y daños al que patea】

Cuando apuntamos a la extremidad inferior con una patada baja se busca:

A. Que el músculo y otros protectores sean delgados

B. Un sitio con muchos receptores dolorosos

Apuntar ahí es un atajo para el K.O. Es muy útil identificar esa parte por medio de la TC como lo mencionábamos.

(TC 1 ↓)

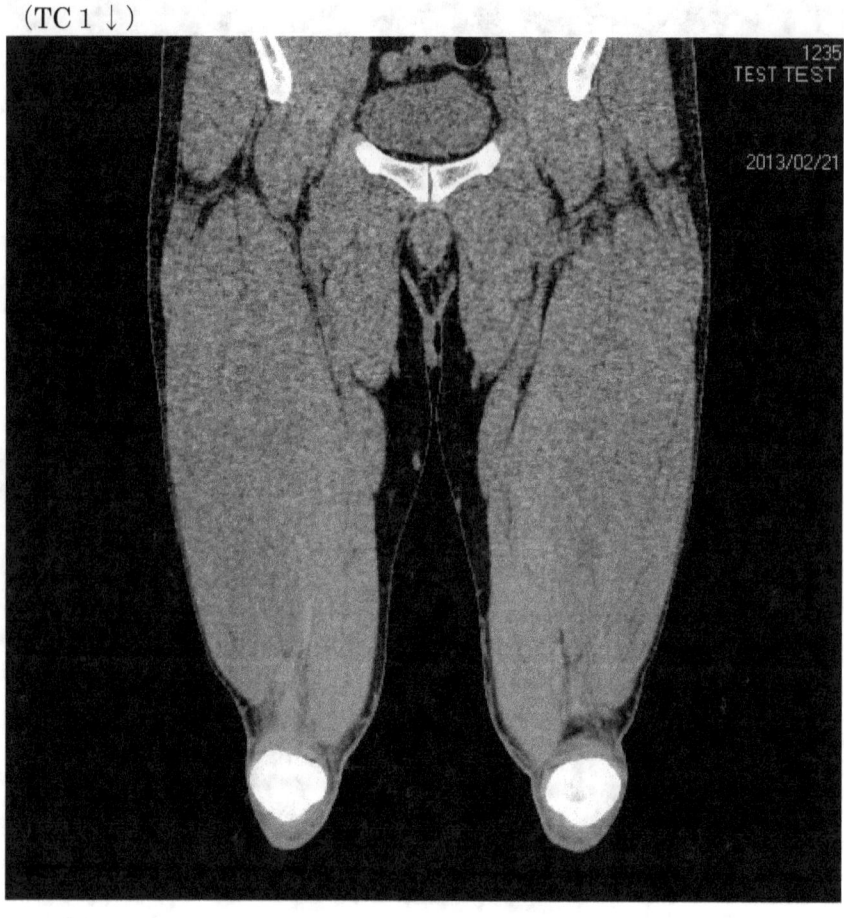

(TC2↓)

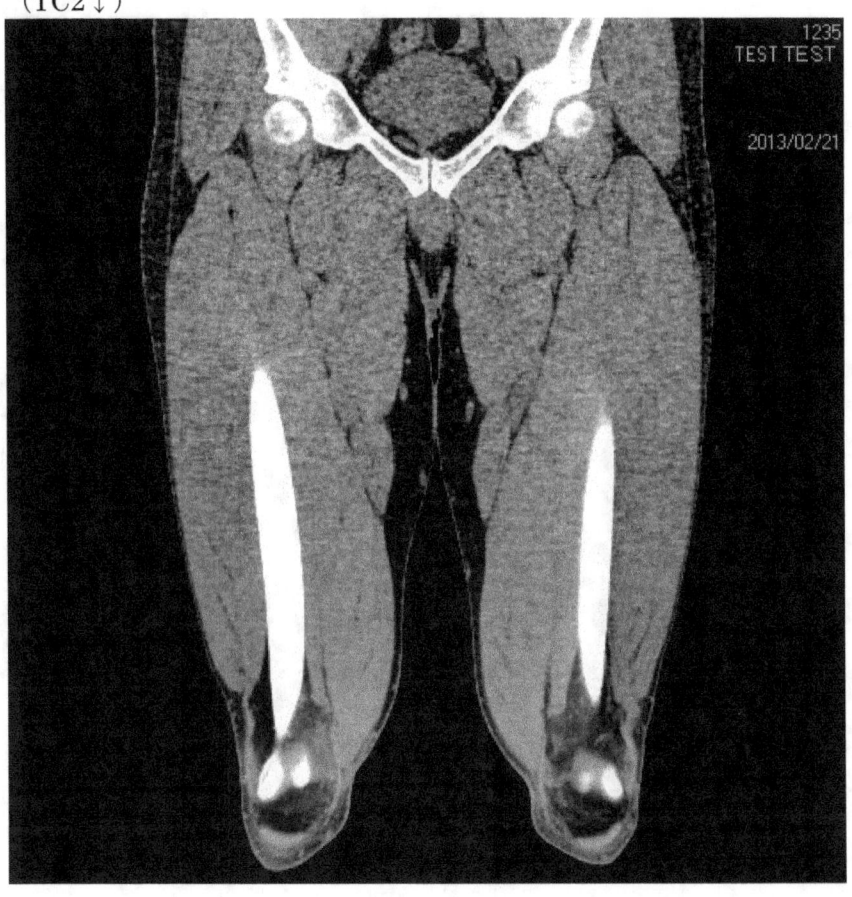

(TC3↓)

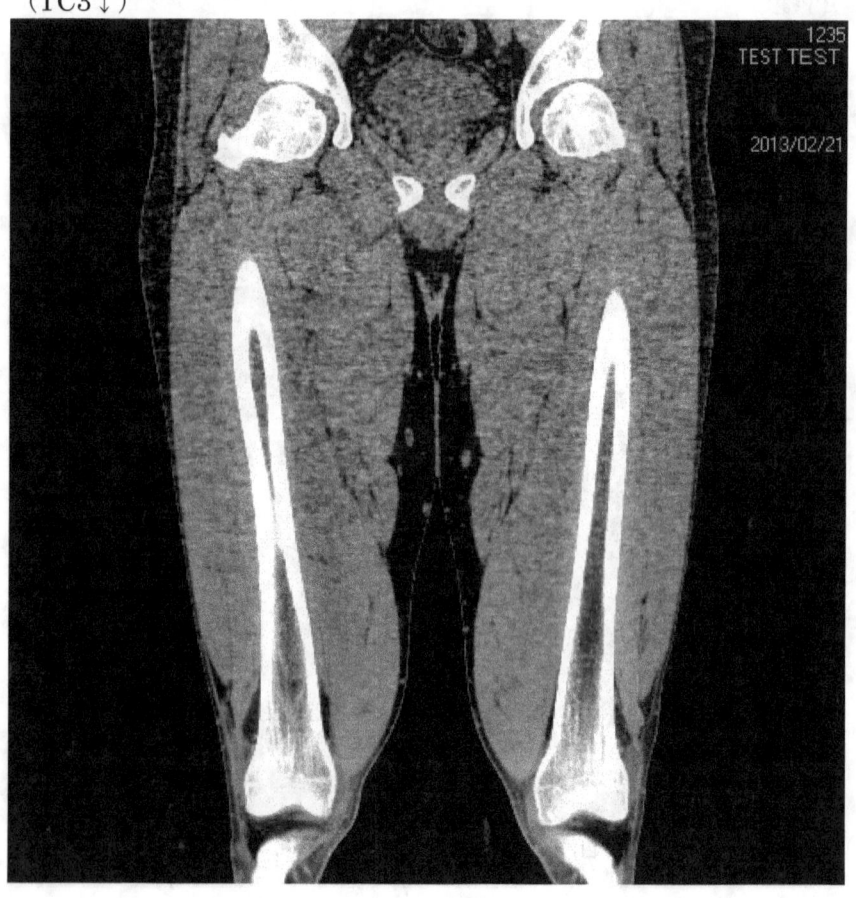

(TC4↓)

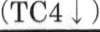

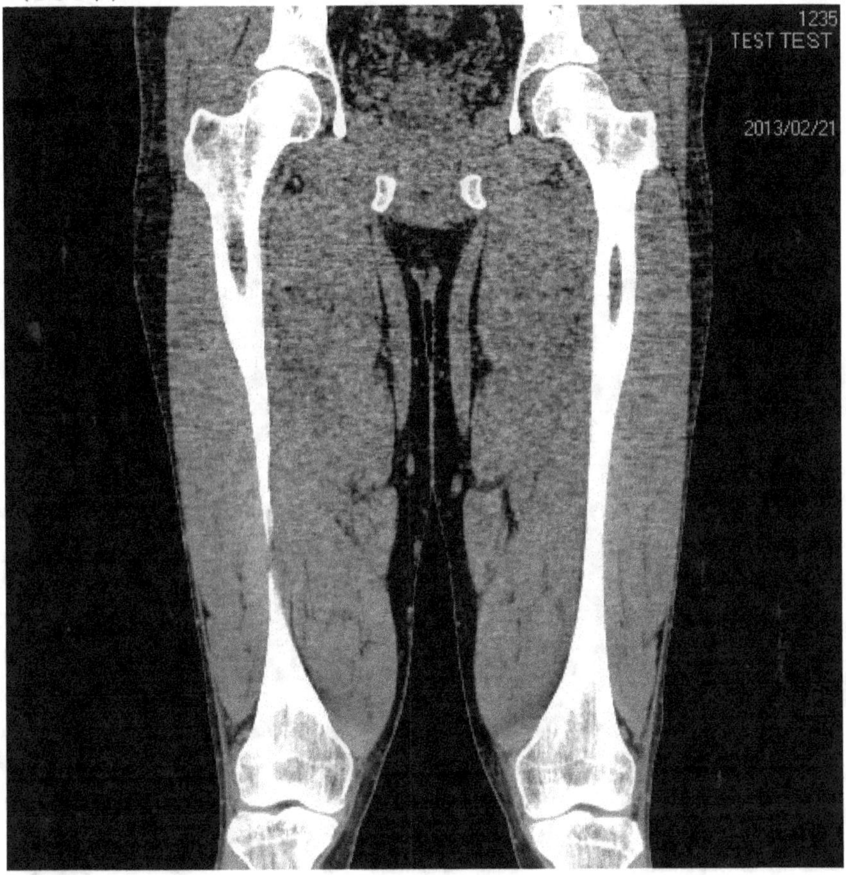

(TC5↓)

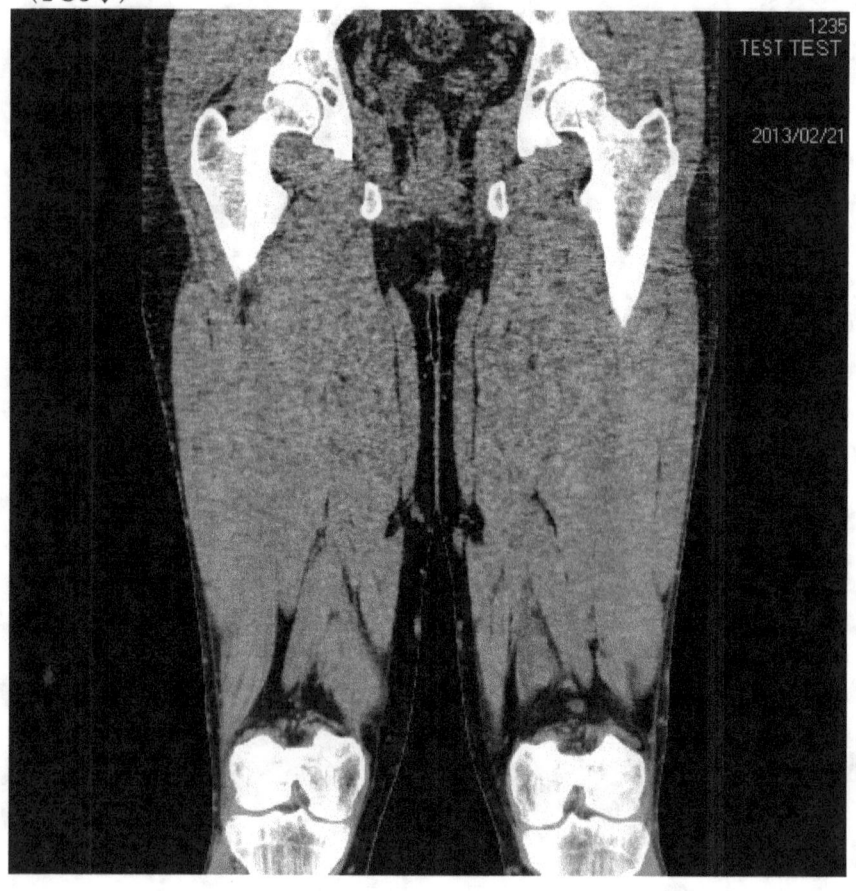

(TC6↓)

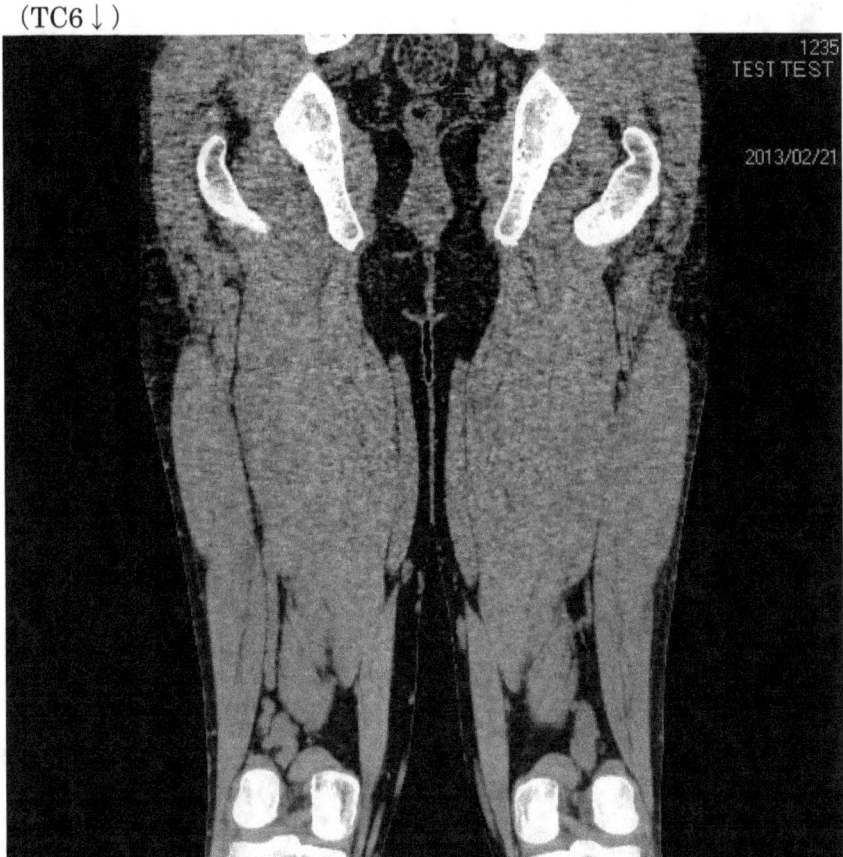

(TC7↓)

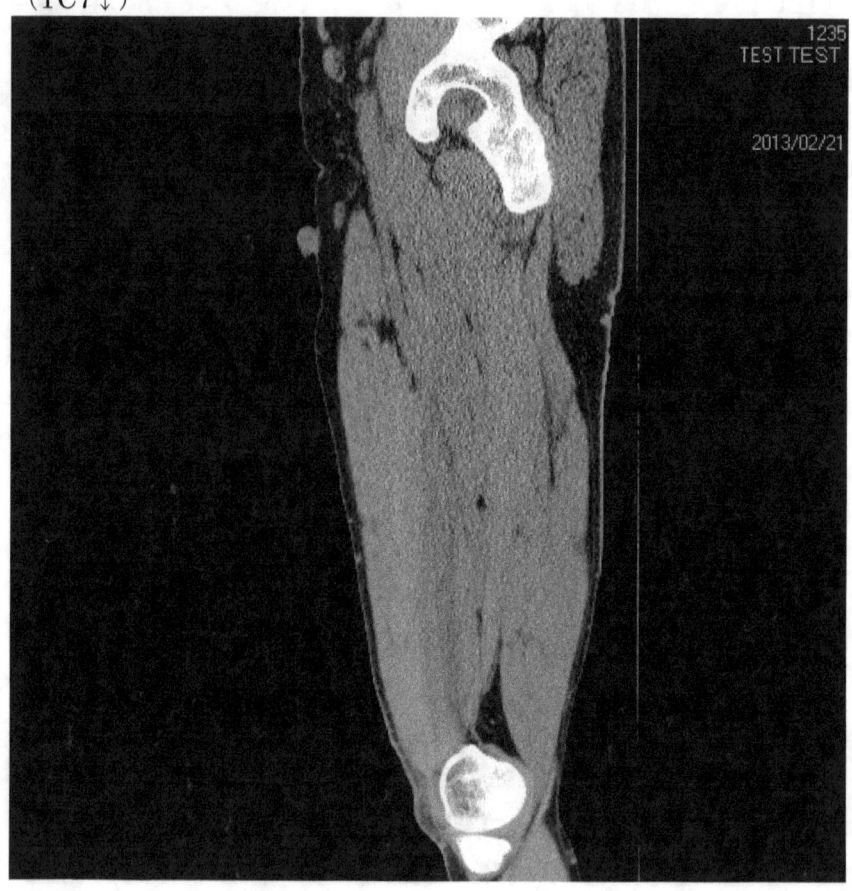

(TC8↓)

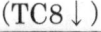

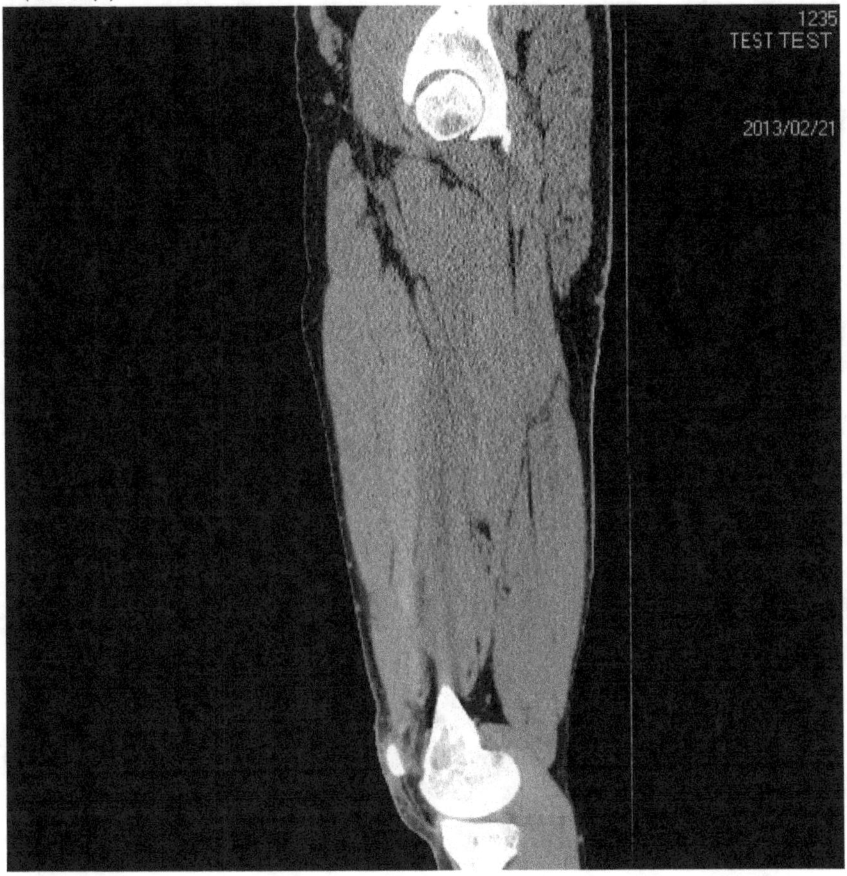

95

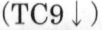

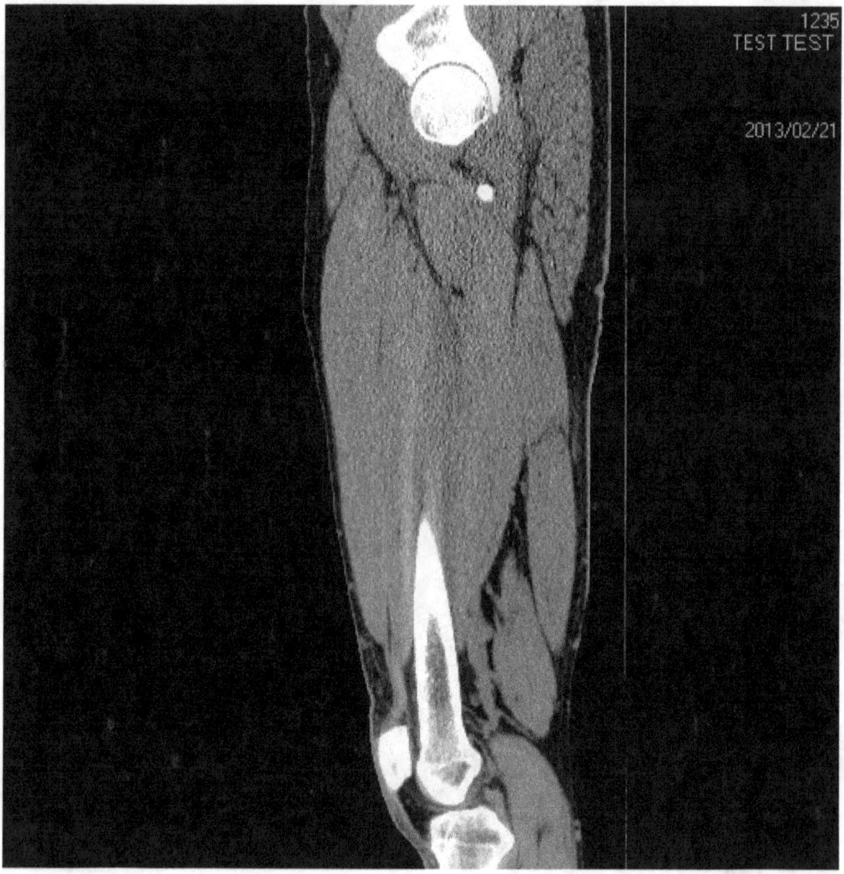

(TC10↓)

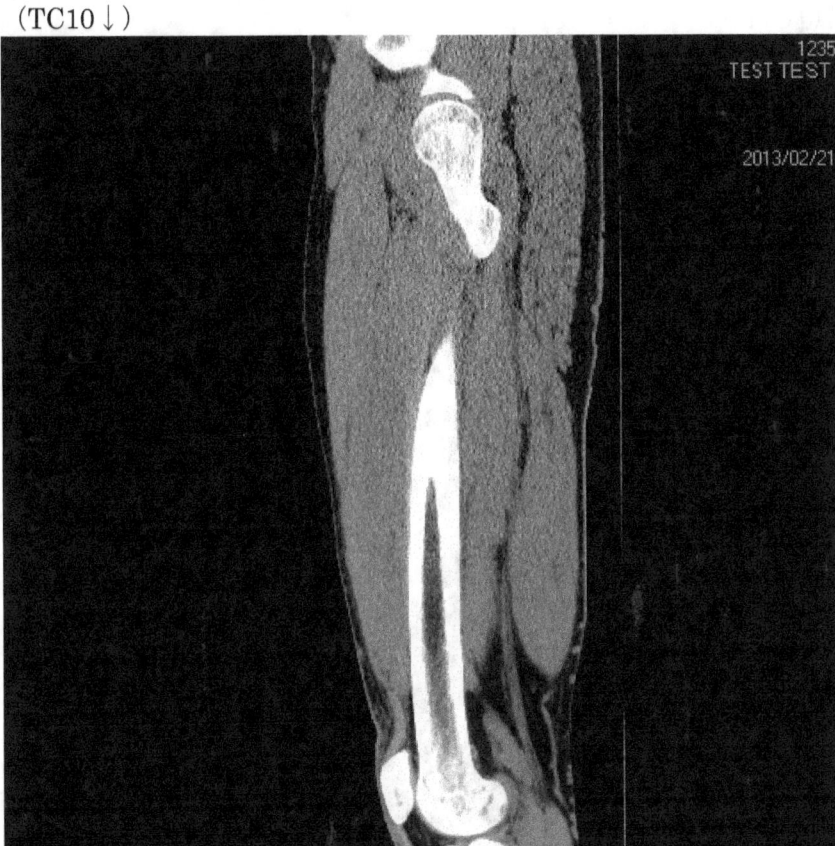

(TC11↓)

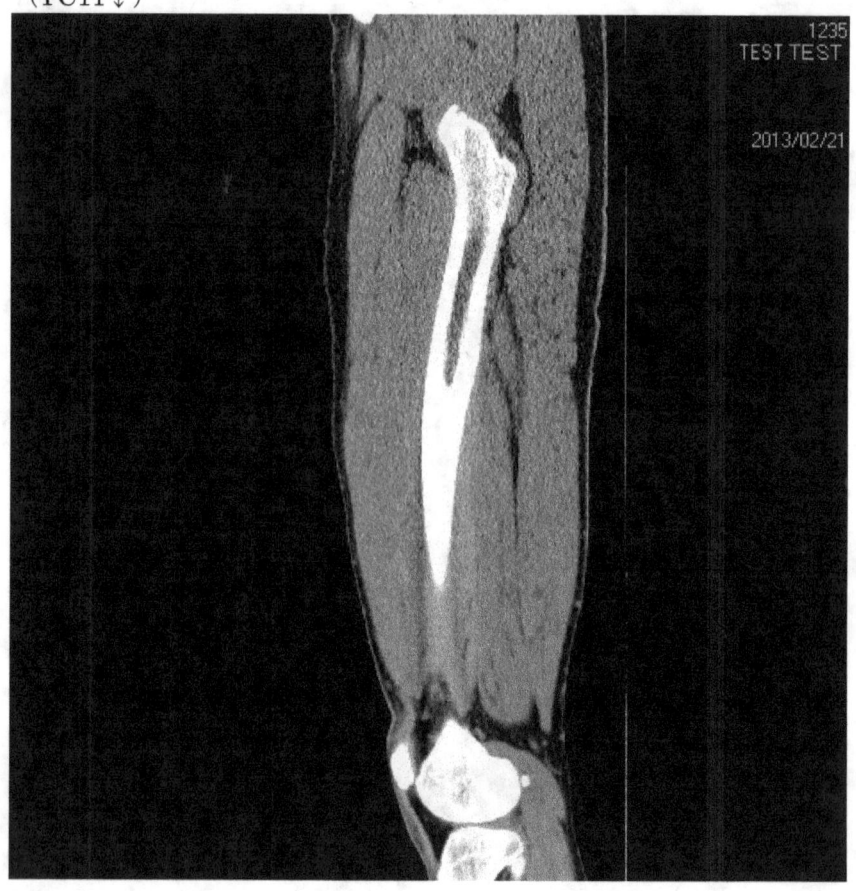

(TC12↓)

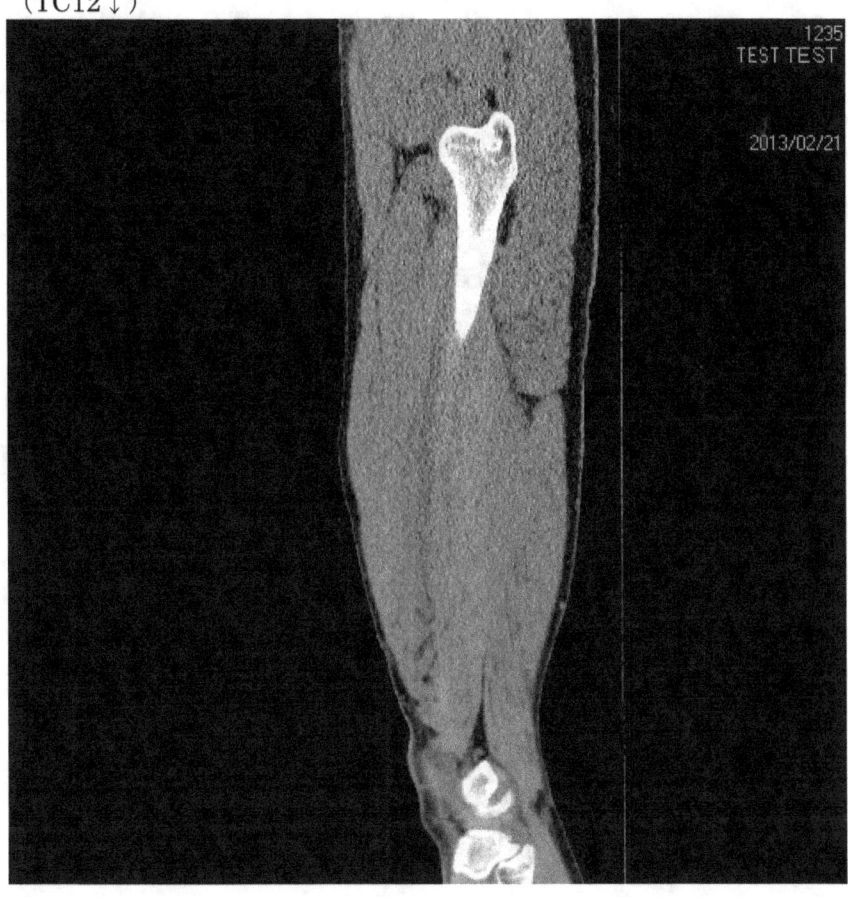

(TC13↓)

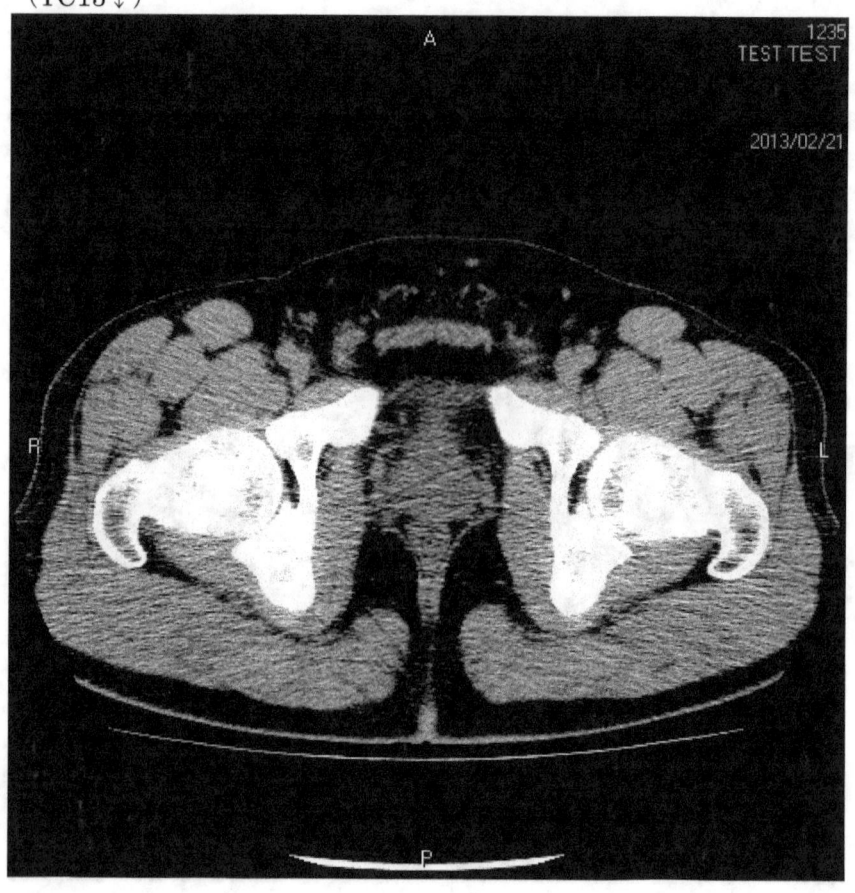

(TC14↓)

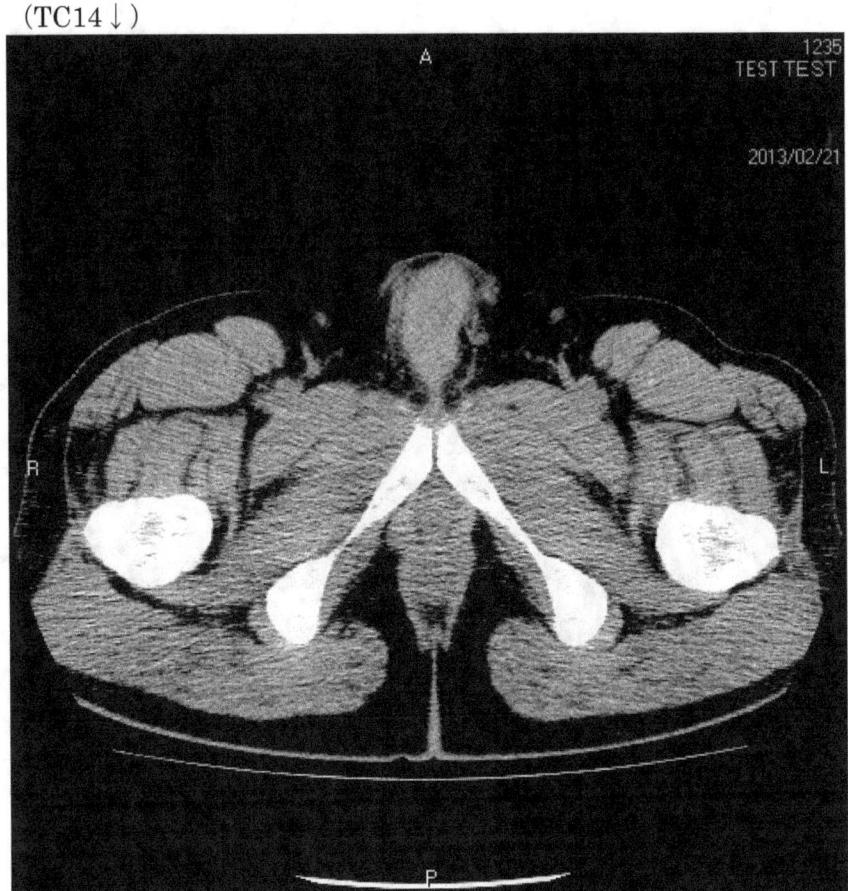

(TC15↓)

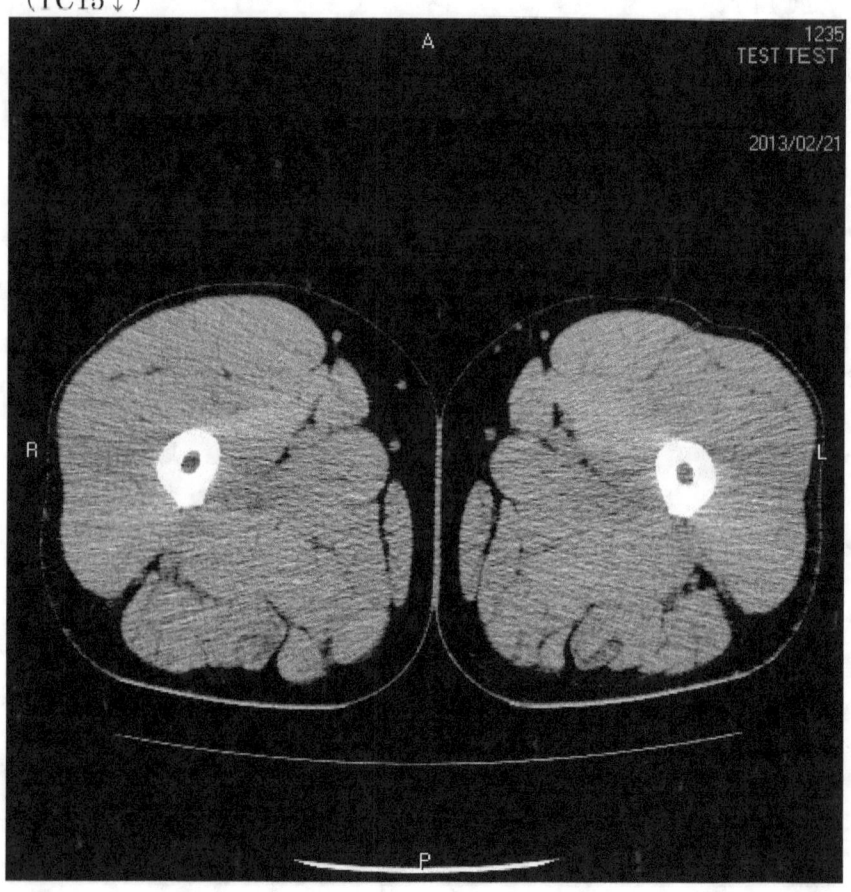

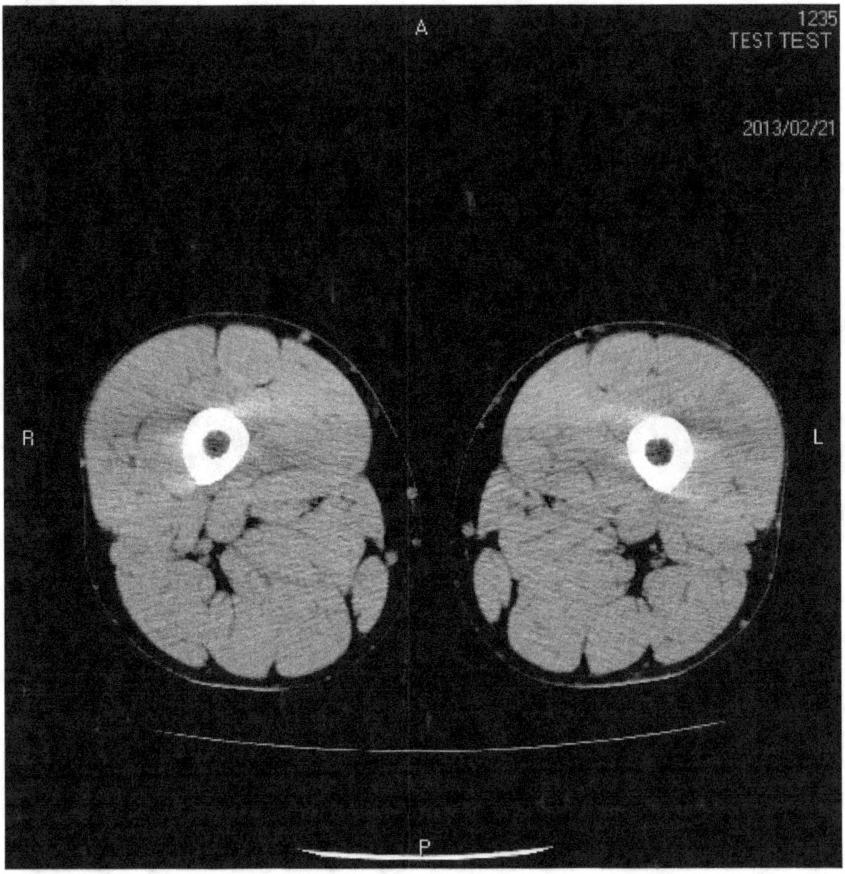

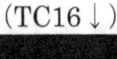

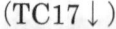

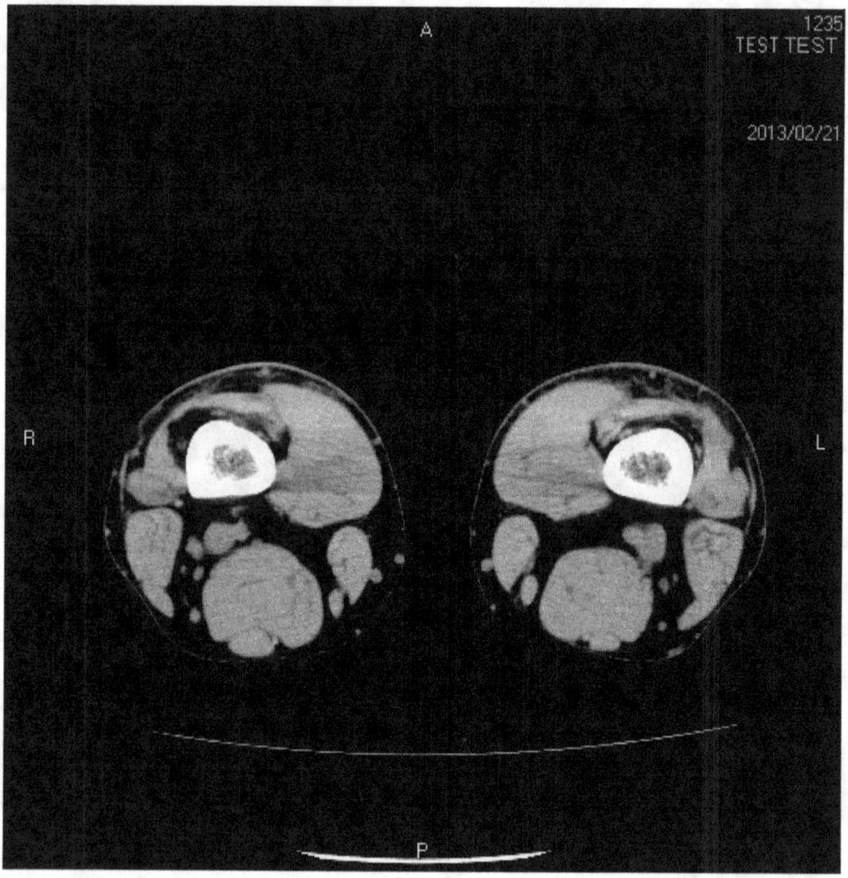

(TC18↓)

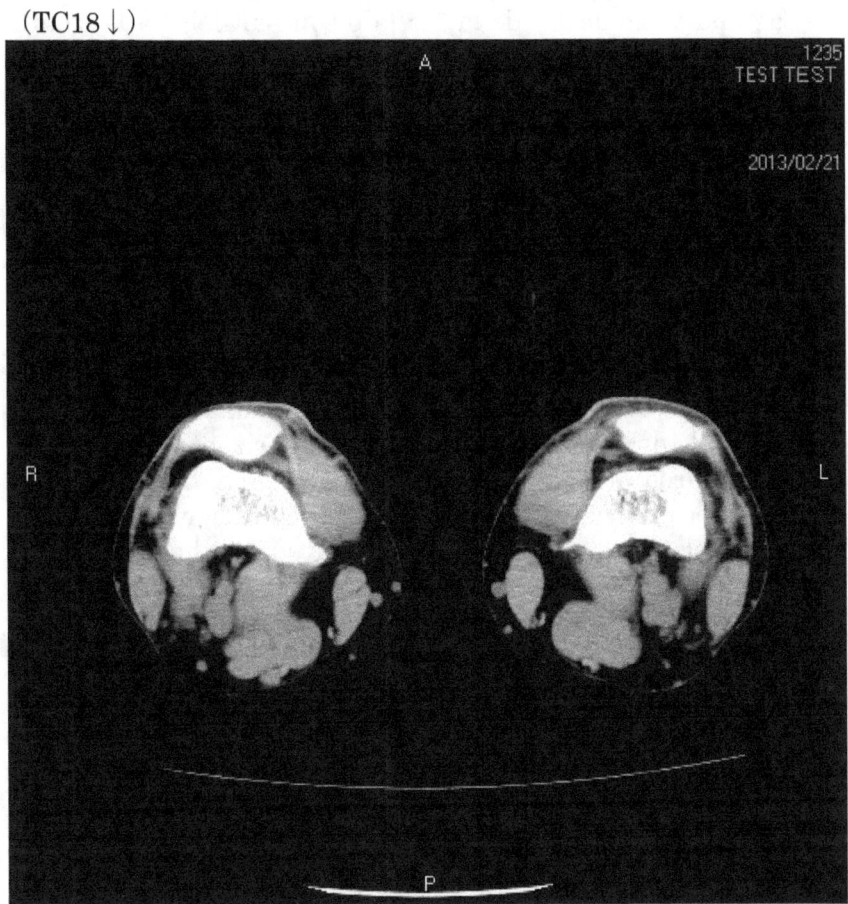

Las imágenes de TC de la 1 a la 6 son paralelas a la frente, cortes del frente del cuerpo, de adelante hacia atrás. La 1 es la mas anterior (lado del abdomen) y l a6 es la mas posterior (lado de la espalda). Según como podrá observar en las imagenes, entre mas cerca de la rodilla se encuentre el fémur se encuentra mas al frente, entre mas cerca de la cadera la parte mas gruesa del hueso se encuentra hacia atrás. Las imágenes subsecuentes, de la 7 a la 12, también son cortes en la dirección vertical pero desde la parte interna hacia la externa, siendo 7 la mas interna y 12 la mas externa. La parte mas cercana a la rodilla se localiza en la parte interna, la parte del trocánter mayor cerca de la cadera es la parte más externa. Las imágenes de la 13 a la 18 son cortes horizontales desde la pelvis a la rodilla, o sea de arriba hacia abajo. El trocánter mayor se localiza externamente y ligeramente hacia atrás de la cadera, y el fémur se dirige hacia el frente y hacia la parte interna.

Viendo desde una posición cercana a la altura de la pelvis, buscando en tres dimensiones con la TC, las zonas que son propensas a colapsar con una patada baja son el área que rodea la articulación de la cadera, el trocánter mayor localizado un poco atrás que la articulación, el frente derecho del fémur cerca de la rodilla, los ligamento colateral medial y colateral radial de la rodilla, estos son lugares que satisfacen las condiciones de A y B. Si usted está pateando el muslo desde el frente la parte mas cercana a la rodilla es la mas efectiva. Si está pateando a la zona interna del muslo es más efectivo si se realiza en la zona mas inferior y no en la superior. Estas zonas van a ser mas ricas en receptores del dolor y quedarían atrapados entre el hueso de su pierna y el del oponente, produciendo mucho dolor. Gane mucha fuerza y velocidad para que pueda patear en cualquier momento sin preocupación! Su oponente va a colapsar con su patada. Además entre mas entrene patadas bajas, su pie y ligamentos mas lo van a soportar. A diferencia de patear la cara o el cuerpo en el caso de la patada baja tiene como objetivo una parte del cuerpo que es físicamente mas fuerte que podría soportar el peso de su golpe, así que el golpe podría volverse una espada de doble filo. En el caso de un oponente muy fuerte, en peleas continuas de un torneo pesado, el daño acumulado que se produce por estas patadas se vuelve mayor. Mientras que se persigue fuerza y velocidad, la búsqueda de precisión pensando "qué parte quiero golpear y con qué quiero hacerlo" no solo va a aumentar el daño a su oponente si no que además, en una pelea muy dura, va a disminuir el daño a usted mismo.

3-6 【Ajuste punto a punto】

Vamos a hacer pareja y buscar el objetivo para patear bajo. Busquemos la zona mas rica en sensación dolorosa con tocando tipo "toc toc" con la técnica llamada Naka Daka Ipponken (中高一本拳), que es un tipo de bloqueo de karate donde usted mantiene cerrado el puño dejando la segunda articulación del dedo del medio mas afuera para golpear con esta. Si encuentra una parte mas dolorosa que las que le rodean ese es el punto mas débil. Aprenda ese punto de inmediato y trate de reproducirlo en su mismo cuerpo. Lo siguiente que debe hacer es explorar con qué parte dar la patada. La parte proximal del primer metatarso (hueso del pie), la tibia (espinilla), el calcáneo al patear con el talón, etcétera, se pueden explorar igual con la técnica del toc toc.

El cuerpo humano es interesante, si se estimula un punto fácilmente se entiende por que se llama punto duro. Normalmente, entender o ser consiente sobre las extremidades inferiores es un proceso más difícil ya que la información es mayor y no se procesa tan fácil. Si usted patea fuerte usted va a querer patear la superficie con cualquier pare de su pierna sin tener conciencia del punto con que lo hace, así que por favor trate de hacer el esfuerzo y haga buen uso del estímulo físico y encuentre ese punto donde usted pueda someter a su rival con el menor esfuerzo.

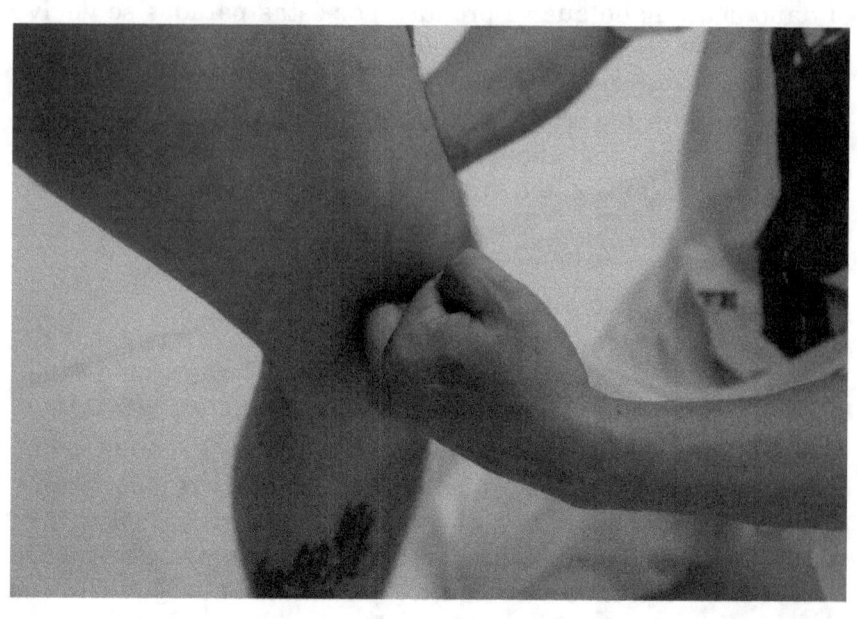

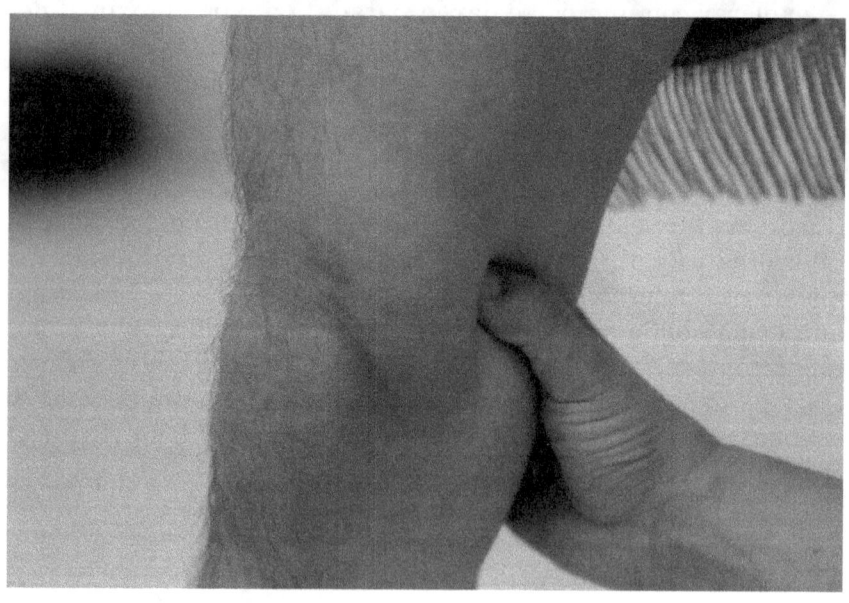

108

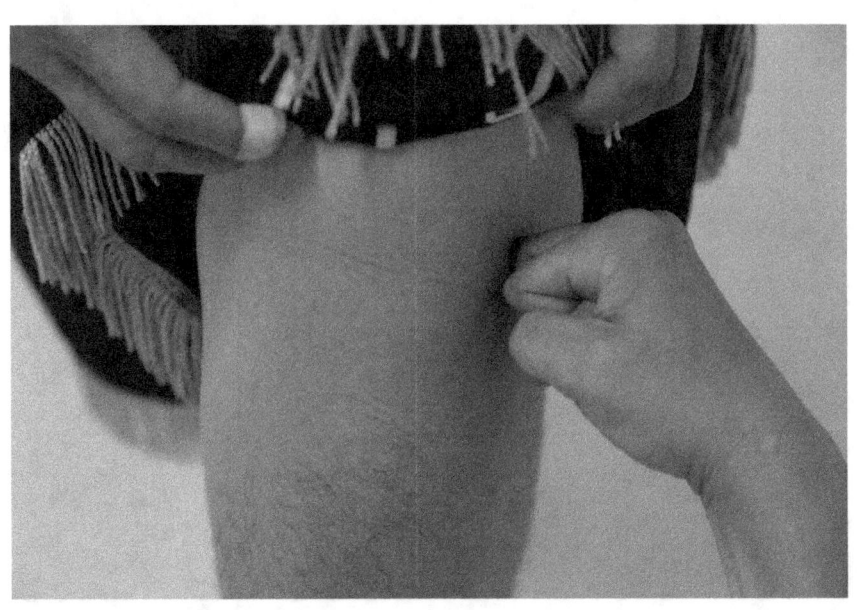

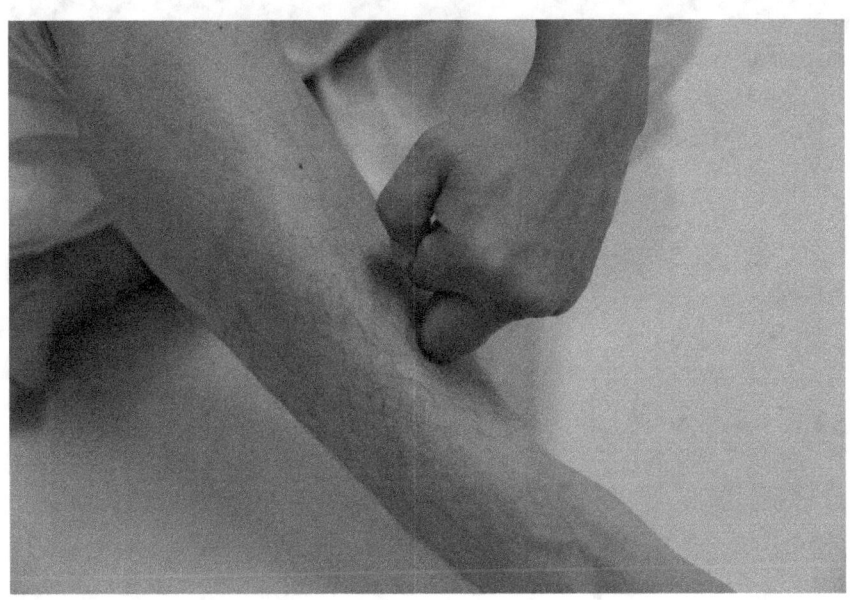

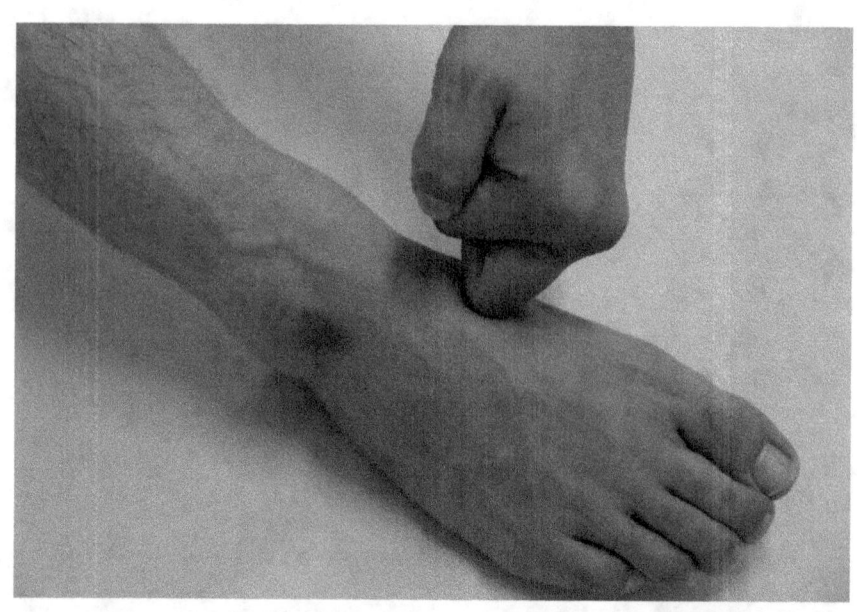

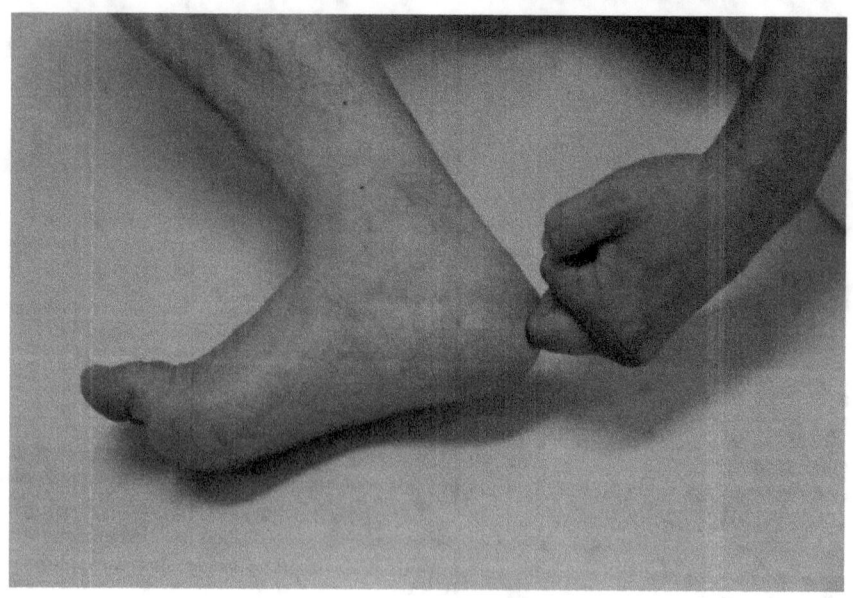

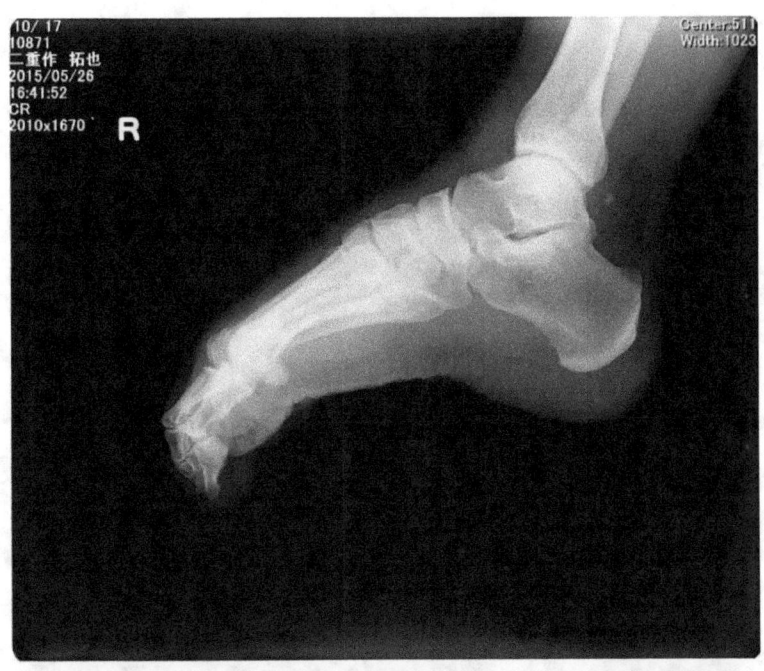

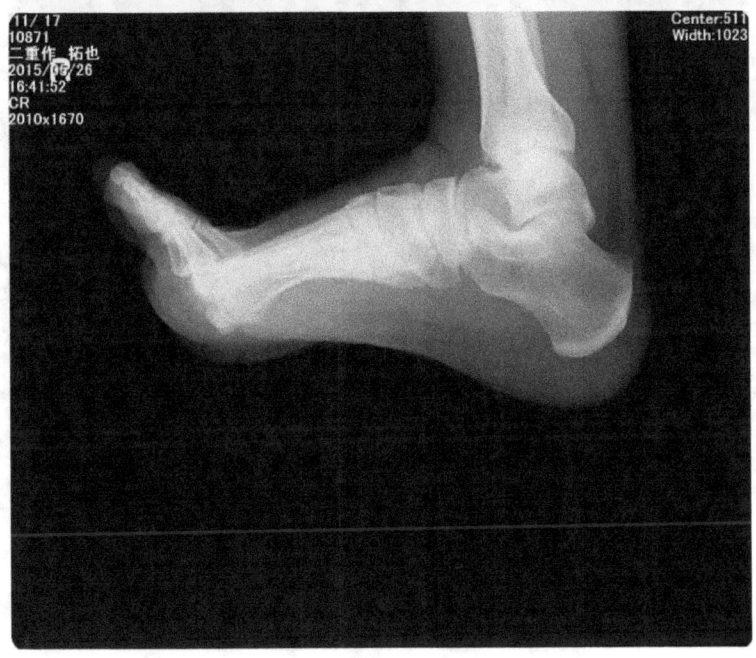

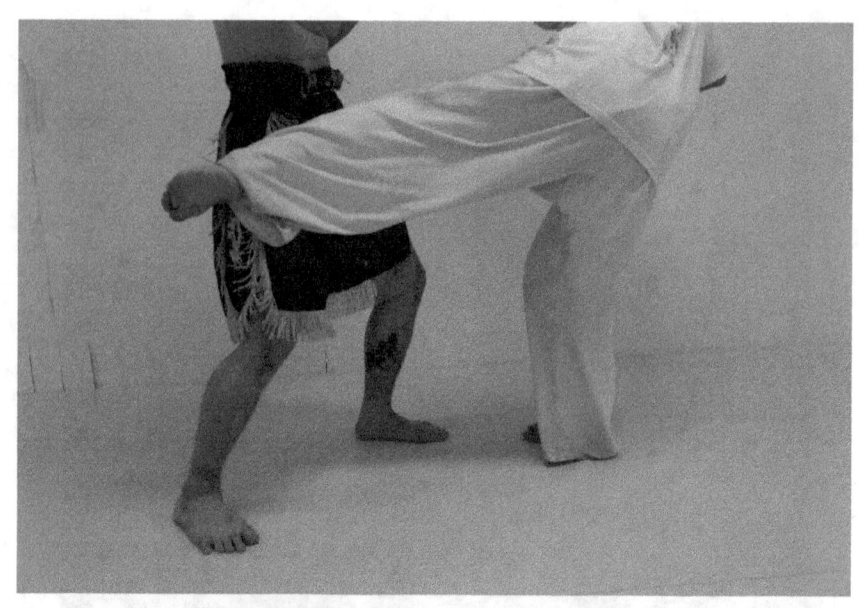

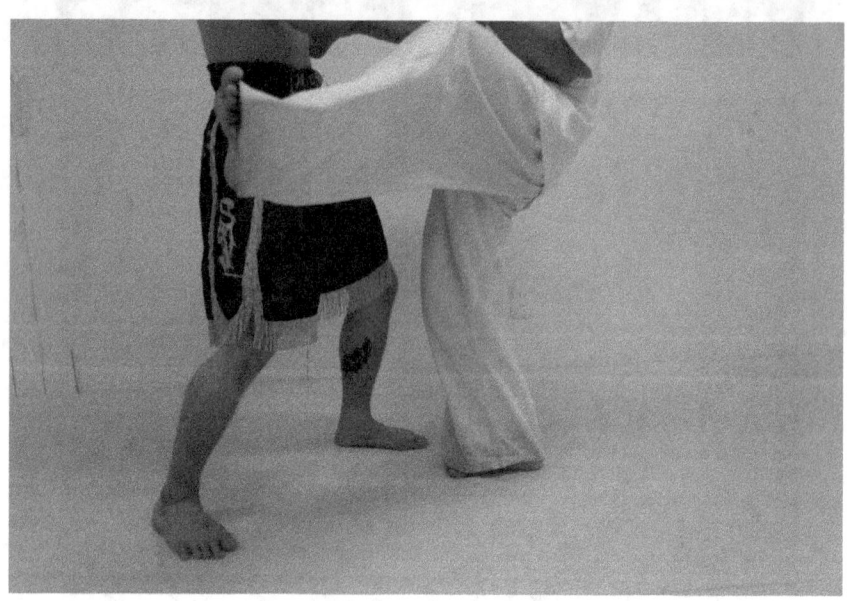

3-7 【Práctica entre humanos】

Cuando sienta que quiere practicar los puntos con patadas bajas ajustemos los puntos débiles y los fuertes en cada posición a golpear, patear, taclear, entre otros. No se produce un sonido emocionante como "bang" pero es importante probar como se sienten los golpes ligeros, los fuertes, y las partes duras con las que golpea.

Cuando su oponente lanza un golpe con cuidado observe cual pierna soporta la carga. Por ejemplo, un oponente ortodoxo lanza un golpe recto con la derecha, en ese momento el peso está en la pierna delantera (izquierda) y esta es una excelente oportunidad para pateársela ya que la extremidad se fija al suelo y cuando le pega el golpe este será mas difícil de evadir y se puede hacer mas daño.

Adicionalmente, cuando el oponente lanza una patada media o alta, la pierna se vuelve un buen objetivo para una patada baja. El momento en que defiende la patada el eje del pie del contrincante tiende a apuntar a la izquierda (o derecha desde nuestro ángulo) por lo que es mas fácil para nuestra patada baja alcanzar el punto que está ligeramente superior a la patela, el lugar justo donde el fémur está justo debajo de la piel y es su punto más débil. Hay momentos donde los lugares débiles parecen que son difíciles de atacar, en escenarios donde ambos se encuentran de pie similares, y golpear se vuelve mas fácil si se aprende la habilidad del movimiento, por lo que acumular práctica para encontrar el preciso momento le dará mas probabilidad de realizar el K.O.

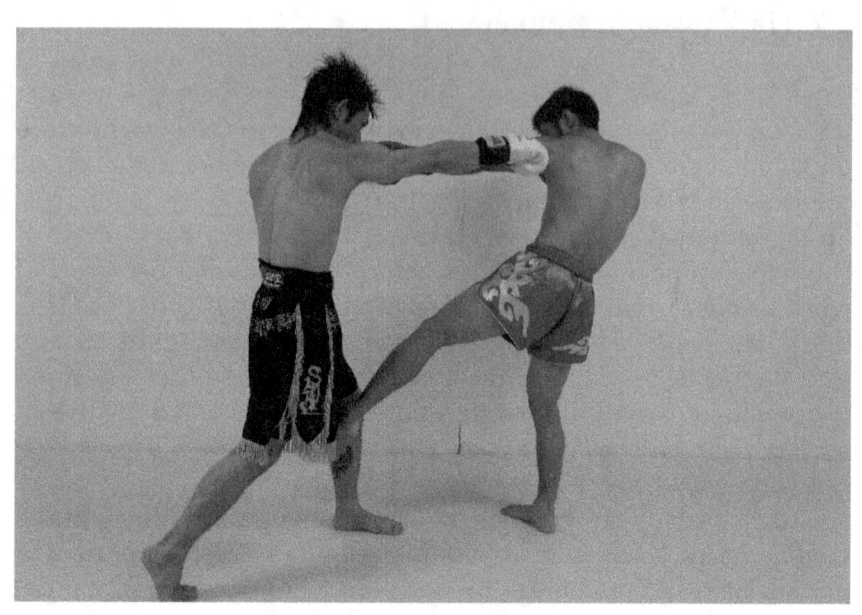

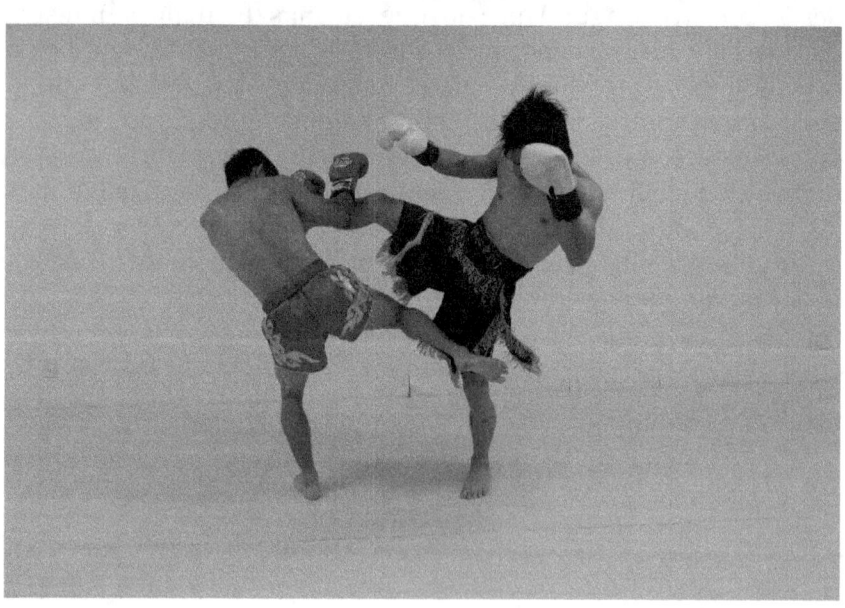

Andy Hug, famoso por su especialidad, la "patada de hacha". Él fue un legendario peleador, famoso entre los practicantes de todo el mundo por su increíble fuerza física, técnica precisa, y espíritu luchador. Se decía que sus nocauts eran producidos por la cantidad de patadas bajas. Por supuesto que hay peleas donde el K.O. se producía por una directa patada de hacha, pero también usaba la misma patada para hacer que el oponente se encogiera y al cargar el peso sobre su pierna trasera le asestaba la patada baja. Andy continuamente realizaba sus dos técnicas destructivas, la patada de hacha y la patada baja que producían el K.O.

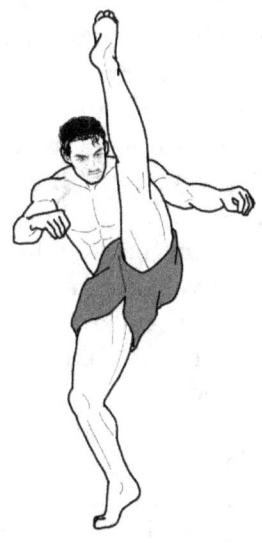

No solo con la patada baja, también en golpes, tacleos, y sumisiones, que muchos peleadores están consientes del "cómo se realiza" pero no del "cuándo se debe realizar" lo cual también es un factor importante. Aun si usted pule cuidadosamente sus técnicas es una perdida de tiempo si las realiza cuando su oponente está firmemente parado. Haga que su oponente lo ataque y en ese momento, cuándo es el momento en que la patada baja es efectiva? Cuál pierna tiene el peso? Cuál momento es el mas ventajoso para golpearlo? Cuál es el momento psicológico en "blanco" donde no hay tiempo de respuesta? Es difícil de saber si practica con un saco de arena o

115

mitones, y es difícil de tenerlo claro al hacer combate por lo que el entendimiento en la anatomía humana aumentará su posibilidad del K.O.

3-8 〔Las cosas invisibles se hacen visibles〕

Fueron los occidentales quienes establecieron la anatomía. Se preguntaron sobre "de qué se trata el cuerpo humano?" Las personas interesadas en eso llenaron sus dudas y descubrieron los detalles que estaban adentro del cuerpo humano, le pusieron nombre a lo que no estaba nombrado y lo sistematizaron. Algo solo se puede popularizar si tiene nombre, si se sistematiza académicamente todos lo pueden aprender correctamente. La medicina occidental lo hizo hace años y lo continúa haciendo, cuantificando, visualizando, y objetivamente haciendo que un tremendo acúmulo de conocimiento. Por supuesto que la medicina occidental no es todopoderosa, aun hay cosas que no han sido descubiertas, pero a pesar de eso su actitud es de tratar de encontrar eso que no ha sido descubierto. Qué hay fuera de la Tierra? En respuesta a esta pregunta la gente inventó satélites y cohetes para llegar fuera de la Tierra. Es fácil negar la medicina occidental en palabras, pero todos los que hablan ciertamente reciben los beneficios de la ciencia médica.

Cuando los participantes de un grupo de estudio o seminario de la Sociedad de la Medicina de la Pelea ven las imágenes de TC o de Rayos X (radiografías) de huesos refieren haber cambiado sus movimientos posteriormente. Después de conocer los contenidos en las imágenes de TC los participantes que pateaban al azar se volvían capaces de imaginar el trayecto del fémur en la extremidad inferior. Cambiaron el ambiguo "pateo esta parte con esto" por "pateo un ligamento colateral medial de la tibia derecha" y al hacerlo infringían mas daño en su oponente. Al reducirse el área el golpe se volvía mayor, es algo que se estudia en física, pero al momento de realizarlo no es solo de hacerlo ciegamente si no con conocimiento, entender el contenido y ejecutar la técnica le agregan efectividad. O sea, es posible aumentar el poder de su patada baja por medio de la técnica corporal y el lenguaje.

116

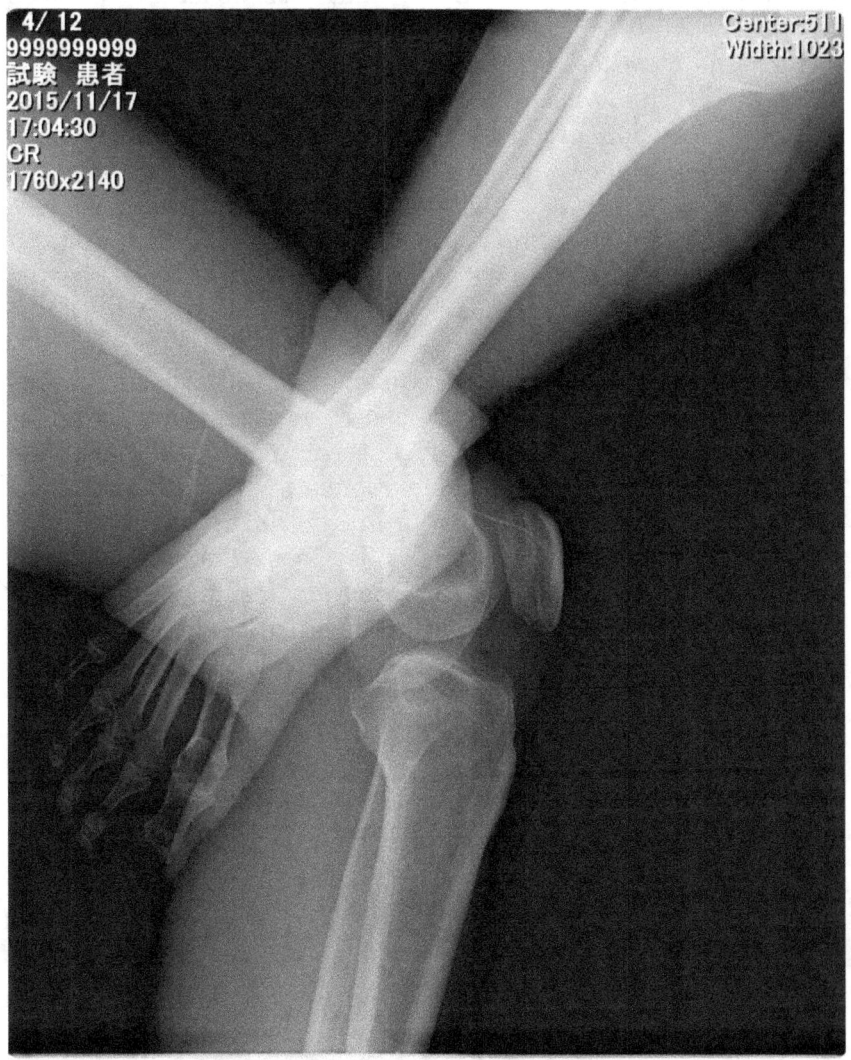

Radiografía: patada baja a un compañero

En nuestro país, aun hay una fuerte tendencia a dar énfasis a la sucesión de las artes tradicionales, silenciosamente heredar lo que hemos aprendido de nuestros profesores y estudiantes mayores a diferencia de los peleadores y lideres de otras latitudes donde siempre preguntan "por qué?", ellos parecen tener mucho interés en la aproximación de la Medicina del Combate. Ellos observan las imágenes de la TC y hacen muchas preguntas. El querer saber es una pasión fuerte, no, incluso una obsesión, cuya fuerza a mi parecer sobrepasa la de nosotros los japoneses. En la medicina y la ciencia occidental ambas, la presión arterial y los niveles de glucosa han sido cuantificadas, y gracias a eso podemos entender lo que sus elevaciones significan y tomar medidas al respecto. Qué se obtiene cuando se regula la presión arterial con dieta y ejercicio? Salud y confianza! Si se hace apropiadamente usted verá los resultados y lo podrá probar con la sensación de bienestar.

Al igual que en las patadas bajas, "si en el preciso momento yo golpeo esta parte de la tibia contra la región del trocánter mayor", mejorando a prueba y error podrá revisar cada momento individualmente. Las personas que solo lo han hecho con su sentido difícilmente notan la diferencia por lo que hay muchos casos en que no logran los derribos, a diferencia de los que han hecho prueba y error, buscado los puntos efectivos grabados en su cerebro por lo que las correcciones son mas sencillas. Adicionalmente, basados en la estructura y principios del cuerpo humano, se fija la dirección para desarrollar habilidades y tácticas propias. Ciencia y medicina hacen fácil ver las cosas invisibles, hace mas fácil imaginar las partes invisibles detrás de los límites, y son los mejores amigos al promover el entendimiento y reproducibilidad para hacer las cosas.

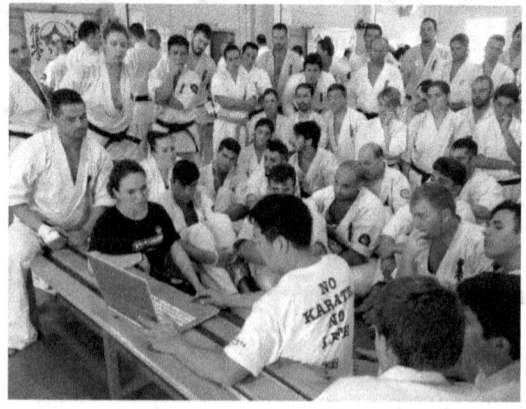

4: Qué es K.O.?
-Sentido del K.O.-

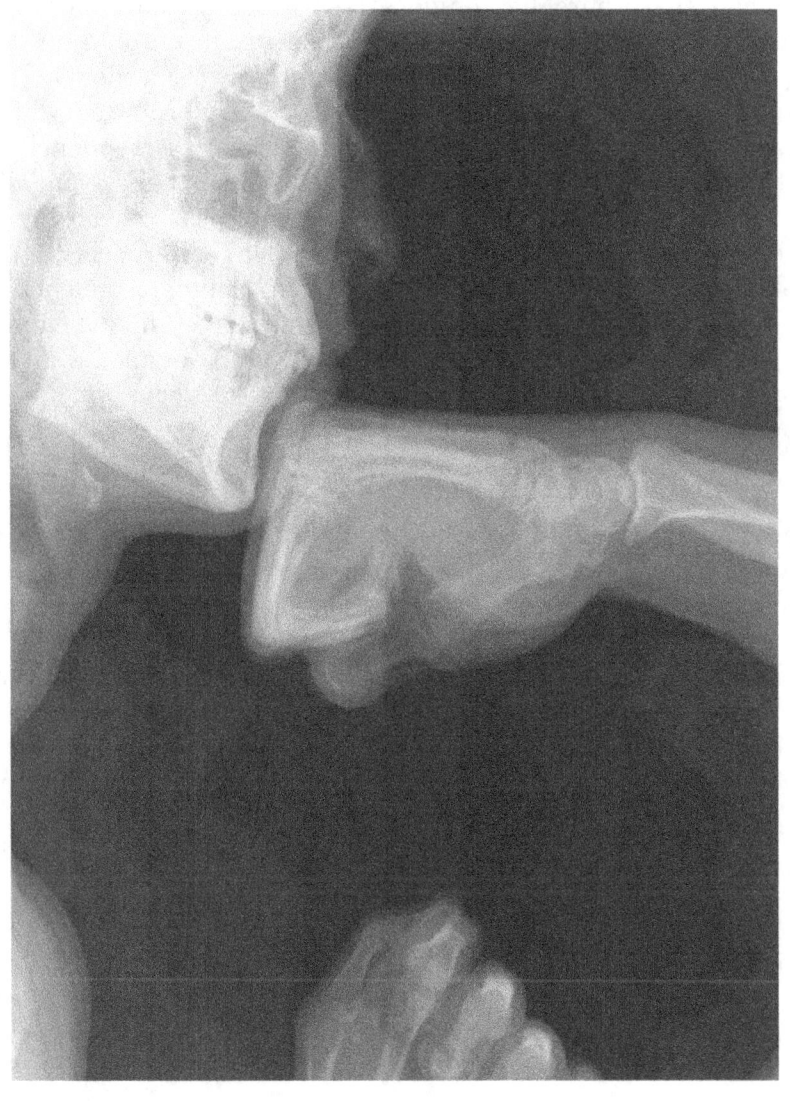

4-1 【Cuál es la principal azón por la que no puede noquear a su oponente?】

"¿Cómo logro la habilidad de hacer K.O.?"

Era una importante pregunta que me hacía cuando entrenaba. A pesar del lugar en la pelea no lograba realizarle el K.O. a amigos e incluso menores rangos en el mismo dojo. Cuando su cerebro ha tenido el sentimiento guardado en la memoria de un K.O. en una pelea, aun con un mitón o un saco al frente se puede practicar ligando el recuerdo de esa experiencia, pero si no tiene este recuerdo es difícil imaginárselo. Además, en mi caso tenía la tendencia a retraerme por objetos frente a mis ojos. Yo golpeaba y pateaba el mitón frente a mi pero era patear y golpear objetos, no el cuerpo humano. Mientras buscaba la diferencia entre peleadores que noqueaban y los que no lo hacían, los peleadores que no lo lograban (y no eran pocos) tenían en su mente "aun si el golpe es efectivo no lo voy a noquear", "aun si gano, al menos por decisión, por waza-ari o ippon (punto) sería un sueño" ponen el K.O. en un lugar muy alto y por eso hay personas que ni siquiera lo buscan, otros se rinden desde el principio. Es completamente diferente "practicar una patada alta con el fin de noquear" y "practicar una patada alta con duda ya que de todas formas no es para noquear". Cuando se mira directamente a los ojos de una persona con odio en la mirada o se mira sin odio aun haciendo el mismo gesto la mirada es diferente verdad? Al crear una habilidad la imagen creada en la mente refleja el movimiento del cuerpo tal y como es.

Cómo puedo entrenar el sentimiento de un noqueo? Después de perseguir el tema y finalmente completarlo, la respuesta fue el saco de entrenamiento para K.O.

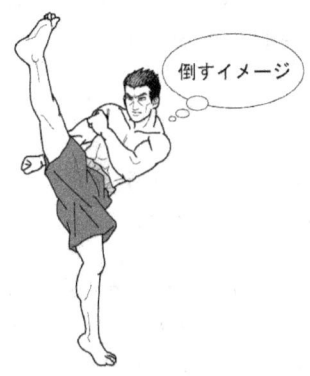

倒すイメージ

Imagen de K.O.

4-2 【Reducir el ejercicio debilitante】

Un saco de arena tiene un peso considerable, no se mueve mucho, pateándolo y golpeándolo su forma no cambia. Por ejemplo, cuando se practica una combinación que pegue con una patada alta luego de golpear con la rodilla en un golpeo "uno-dos", la patada alta nunca va a golpear el saco a menos que usted se haga para atrás hasta la distancia inicial. Si lo practica mucho se grabará en su cerebro y se volverá un hábito, y sin darse cuenta siempre dará un paso atrás después de golpear con la rodilla, según este ejemplo. En la pelea, el oponente vendrá hacia delante en el momento que usted retrocede, no podrá patear alto y será alcanzado por su contrincante. Para el K.O. por un ataque a la cabeza queremos sacudir el cerebro a la máxima velocidad al momento que el golpe conecte, pero cuando lo hace tarde difícilmente sucederá una concusión. Si es un saco duro el golpe será fuerte, pero en el momento del impacto la velocidad se aproximará a cero. Si repite lo mismo habrá una posibilidad de que aun en una pelea real usted tenga el hábito de detener el golpe el momento del impacto y se perderá la oportunidad del K.O. El principal problema de estos ejercicios debilitantes es que el que los realiza no se entera que es así.

4-3 【Trayendo la esencia médica】

Traemos las figuras anatómicas al entrenamiento con saco de K.O. El ancho de este saco adopta casi cualquier valor, desde el ancho de la base del mentón japonés y la posición justo en el medio, también el largo que es por lo general la distancia de la cabeza hasta el cuello de un japonés, está hecho de casi el doble de ese largo. Cuando el golpe pega está diseñado para doblarse en forma de "L" para que pueda evaluar completamente la efectividad visual y objetivamente. Si el saco se dobla significa que el golpe estuvo bien realizado, mientras que si al impacto no cambia la forma del saco significa que la fuerza y la velocidad se debe aumentar. También como mencionamos antes, cuando pateamos a un oponente en una pelea podemos experimentar inesperadamente poca resistencia en su mano o pierna, con este saco esa reacción es mucho menor que con el saco pesado por lo que se consigue una sensación similar al de "sacudirle el cerebro a su oponente".

En el mundo de la medicina hay un entrenamiento para realizar con pacientes que no pueden caminar y usan un dispositivo que por medio de una fuerza externa hace que caminen, como un robot, para poder recuperar en el sistema nervioso el sentido del caminar. Aparte de que usted pueda o no, pone al cerebro en un estado de "posible", de "sentir que soy capaz de" y lo fija en el. El saco ciertamente es para personas que pueden noquear, pero la meta es el obtener la sensación de K.O., especialmente para los que quieren hacer realidad esa sensación.

Si usted logra golpear o patear y deformarlo en forma de "L" al menos la velocidad al momento del impacto no será cero, por lo que considero que aumentará las probabilidades de K.O. El sentimiento de caminar para alguien que no puede hacerlo, el sentimiento de noquear para el peleador que no puede lograr hacerlo con sus oponentes, la meta es transformar la sensación del cerebro, nutrirlo de confianza, de que puede lograrlo. En el caso de que el objetivo sea el K.O. con un golpe al cuerpo envuélvalo con una con una manta o alfombra alrededor de la circunferencia, haga diferencia en la dureza y golpee sus partes profundas. Con las patadas bajas colóquele una marca con cinta adhesiva en el punto de golpeo y trate de aplastarlo entre su pierna y el saco. Con las patadas a las superficies el saco tiene excelente movilidad, pero como se deforma con la patada fácilmente se evalúa de forma visual la eficiencia.

En una competencia donde dos peleadores con similares habilidades se enfrentan es raro ver que un peleador que no se mueve noquee al que se mueve. Un peleador acostumbrado a moverse en el momento que no lo puede hacer no va a ser capaz de realizar un K.O. Incluso, no importa que tanto usted pueda realizar sus técnicas, sin energía no va a poder enfrentarse a su oponente.

El Saco para K.O. y su hermano menor, Saco de K.O. Extra, ganan una movilidad sin precedentes al conectarlos a un tubo, Al tener partes que se puedan conectar a su parte de abajo del Saco de K.O. Extra, mitones para patear y tubos se le pueden conectar, así que dependiendo del ingenio se puede convertir en un oponente que sea difícil de controlar. Como una bola de rugby se mueve inesperadamente, así que controlarlo no es nada fácil. Esto es muy similar a lo sentido en una pelea. También, los sacos de arena regulares cuelgan de forma vertical en dirección a la gravedad, pero el Saco de K.O. Extra puede configurarse de forma aleatoria, diagonal u horizontal. Buscamos una respuesta a la evolución de la técnica que no existía hace décadas, como las patadas de hacha, patada alta brasileña, patada interna, patada en rueda, patada con el talón.

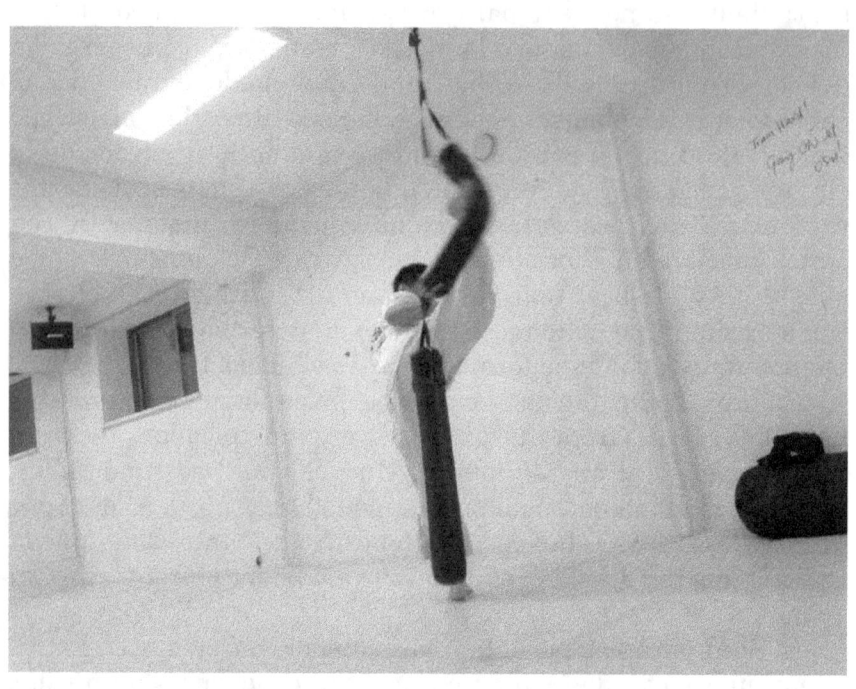

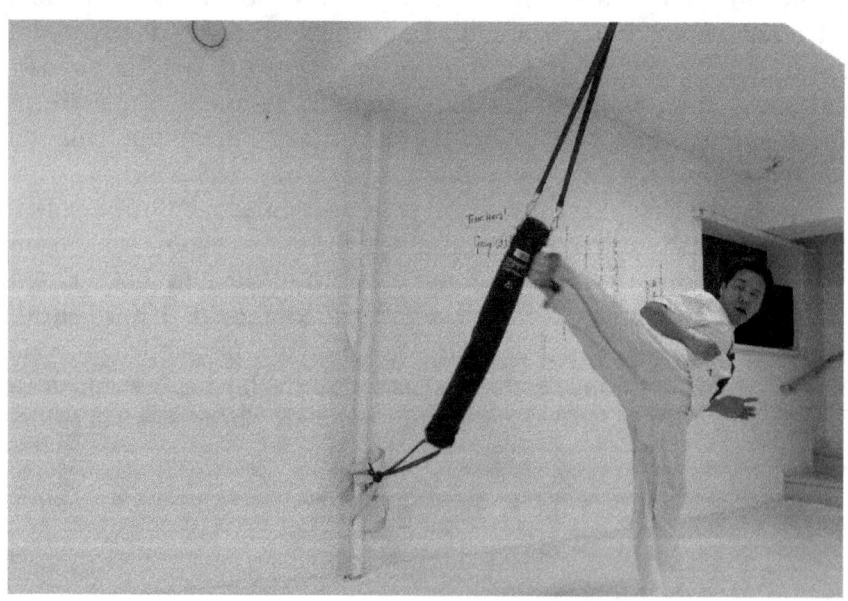

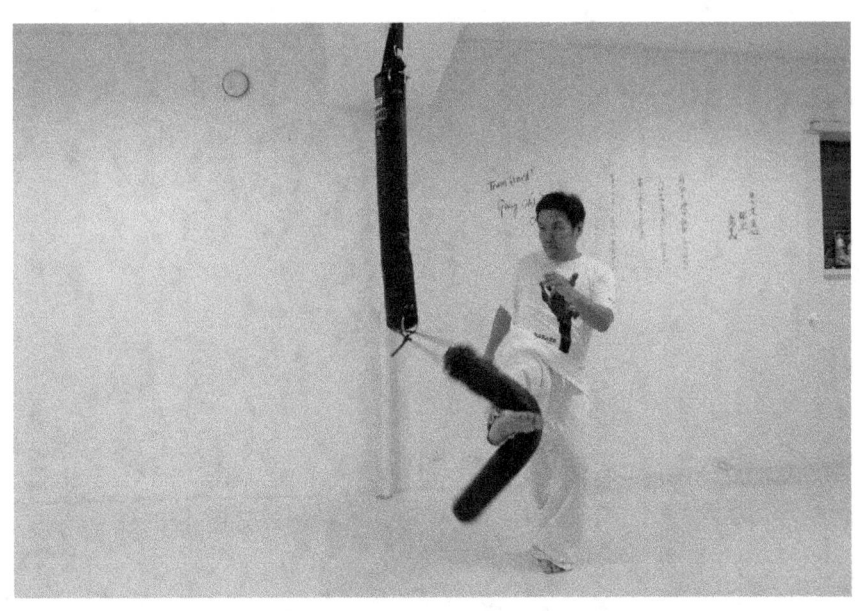

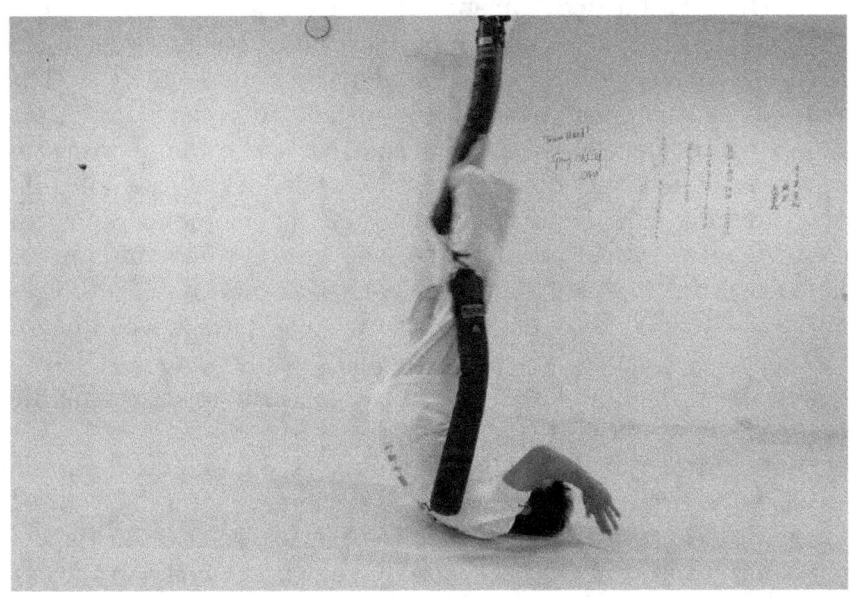

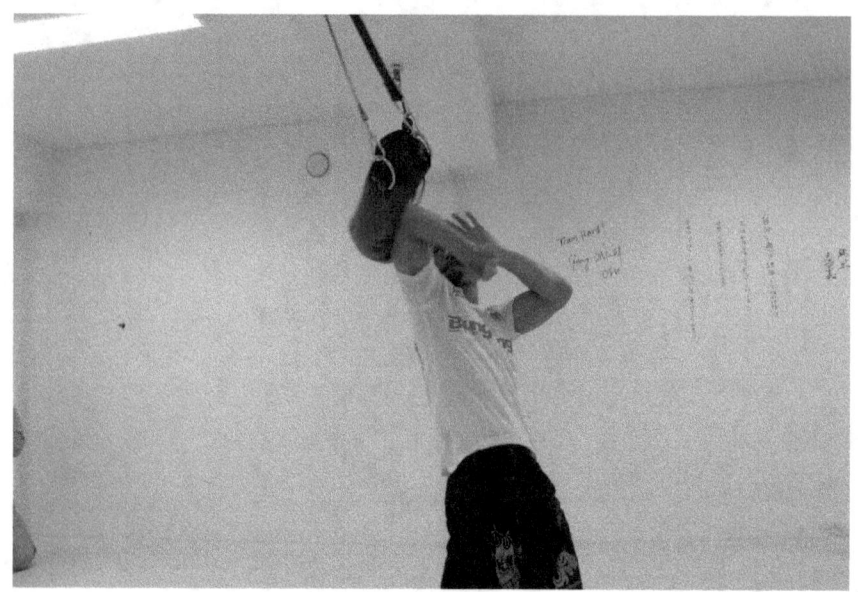

4-4 【Un estilo único y propio】

Considerando que tan importante es volverse fuerte, el trabajo de incorporar esa idea requiere un trabajo creativo. Por ejemplo, la misma patada alta de un peleador con las piernas largas contra un oponente de piernas cortas es completamente diferente. En el caso del que tiene piernas largas este controla al oponente con larga distancia, en el momento que su contrincante se acerque a su espacio será su oportunidad de patearlo alto. En el caso del peleador de piernas cortas este entra al espacio del oponente con un golpe para hacer que su distancia sea corta y en el momento que este se sienta incómodo y busque hacer distancia será su oportunidad de realizar su patada alta.

Para aumentar la posibilidad de una patada alta cuando hay tiempo limitado en una pelea lo primero es no deja que el oponente se acerque, luego meterse dentro de la guardia del oponente y realizar patadas bajas y golpes al cuerpo, o taclear la posición por debajo de la cabeza que es donde es mas importante golpear.Siguiendo con el tema de la patada alta, hay variaciones en la decisión según las condiciones como sus propias características, su estado psicológico en la pelea, su relación con el oponente.

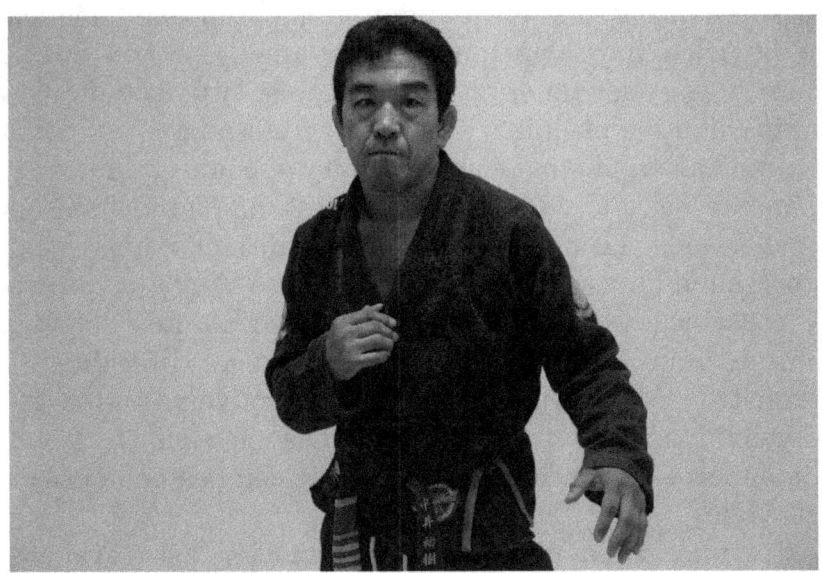

Nakai el representante

Un peleador legendario, Yuuki Nakai, representante de PARAESTRA Tokyo, quien ha competido en eventos formales con Rickson Gracie y es pionero de las artes marciales mixtas y el Jiu Jitsu decía que "El estilo de cada uno en los deportes de combate debe ser original, no existe ningún estilo igual". Cierto es que muchos peleadores han creado la forma de hacerse cada vez mas fuertes por ellos mismos. La técnica en si misma no es original pero la forma de representarla o controlarla hace que la técnica se diversifique y siga creciendo. Si alguien llega a una pelea con una técnica que nunca nadie ha visto se vuelve una amenaza para el oponente. Crear es importante para que su oponente piense "no tengo idea de que es lo que me está haciendo, no es un estilo inusual , simplemente es extraño", pero el seguir este estilo creativo y particular hará que evolucionen las peleas deportivas y las artes marciales.

4-5 【Fijándose en la memoria el "ser capaz"】

Hablamos antes sobre la anatomía del K.O. con la patada baja, pero si en realidad lo que quiere es noquear en la pelea hay algo que definitivamente usted querrá hacer, y es poder tener en su lenguaje la situación del K.O. tanto como sea posible. Desde que empieza la pelea, dónde voy a estar en el ring, cómo me muevo, cómo se mueve mi oponente, a qué voz le estoy prestando atención, qué escenas tengo en mi vista, qué estoy sintiendo, qué tipo de proceso me llevó a soltar el golpe, qué se siente el noquear al contrincante, qué pensó en ese momento, etcétera, marque su mente con palabras literalmente, reconstrúyala con palabras en una conversación a sus compañeros de entrenamiento mas jóvenes o a sus compañeros de confianza, reproduzca con gestos la escena que vivió.

En una pelea ganada, la información está grabada. Como el canal está abierto la vía de señal sensorial lleva la señal → se procesa la información → desciende de vuelta por las vías motoras, la información quedó registrada. En una pelea perdida perdemos todas las señales, estamos exhaustos, no oímos ninguna voz. Para encontrar las altas probabilidades para noquear y que sean altamente repetibles lo que sirve es grabar las señales que corresponden al K.O. mediante convertir el pensamiento en lenguaje, cuando se esté en una situación similar se producirá nuevamente el K.O. Aun en preguntas de un examen de matemáticas por primera vez no será un problema si se encuentra que similares problemas y estructuras son comunes a los que se habían hecho en el pasado.

También es importante verbalizar no solo el K.O. si no también la experiencia de las técnicas aprendidas. En la era de la sobre información existen muchos consejos externos, pero lo mas importante es buscar la respuesta en usted mismo. Si usted usa dibujos y diagramas para

128

esquematizar y anotar lo que va aprendiendo puede crea un libro de reforzamiento propio. Si no acumula memorias de "no soy capaz" pero si de "soy capaz" de seguro será capaz de realizar el K.O.

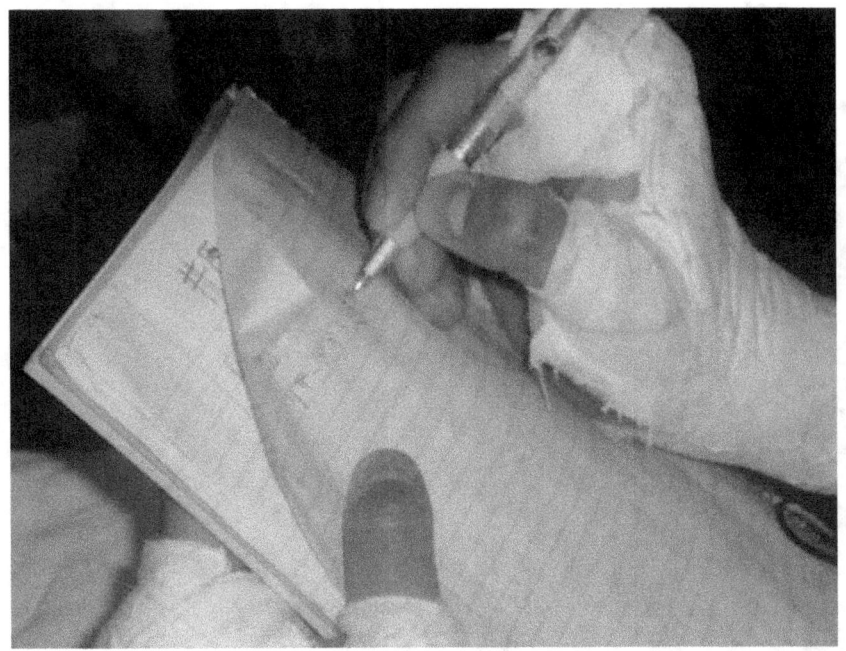

--- Fin---

Recomendación

Peleador de UFC,
Kiichi Kunimoto

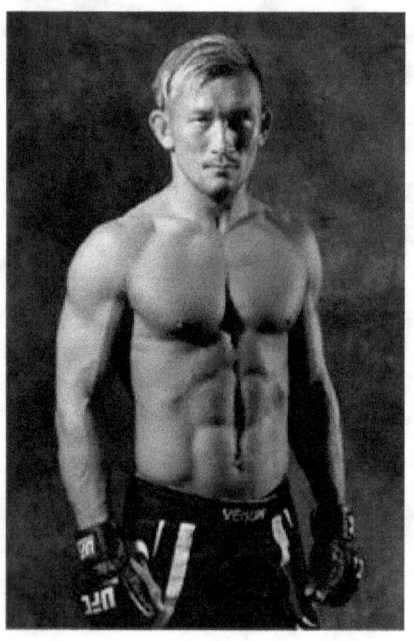

Cuando conocí por primera vez al Dr. Futaesaku era en la época que me convertía un peleador profesional. Vivía en Tokyo y aprendí mucho de como usar mi cuerpo y mi cerebro, así como las técnicas y el entrenamiento con imagines. Cada vez me inspiraba y me podía conocer mejor a mi mismo. Logramos nuestras metas. Yo era "el peleador mas calificado de la arena llamada UFC" y el Dr. F "el encargado de difundir la Medicina del combate por todo el mundo". Hemos estado en mutua cooperación y trabajando fuerte, y con mucha suerte en mi debut en enero del 2014 tuve 3 victorias seguidas. Desde ahí he sentido mi mejoría. Si usted tiene el deseo de volverse más fuerte aunque sea un poquito mas de lo que es ahora con vehemencia le recomiendo este libro.

Participante del combate de los 100 hombres
Legenda del Karate
Kancho Ademir Da Costa

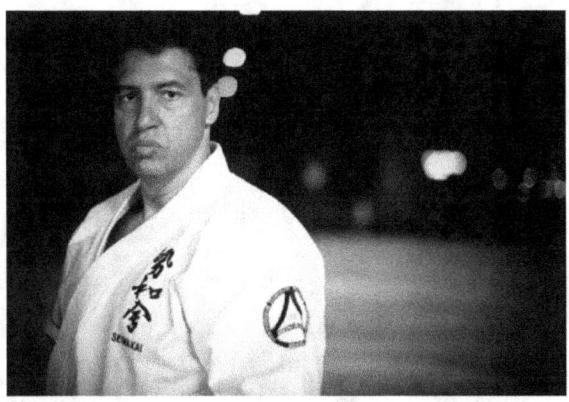

Felicito al Dr. F por el increíble trabajo que realiza con la salud de los practicantes de artes marciales. Su investigación científica sobre la mejor forma de prevenir las lesiones por el trabajo duro al que se someten, y la correcta forman de practicar las técnicas, ayudan tanto a peleadores profesionales como a principiantes a estar saludables y tener calidad de vida. Yo he sufrido muchas lesiones causadas por el entrenamiento duro sin ninguna orientación científica. Ahora, con lo investigado por el Dr. F, las nuevas generaciones de practicantes de las artes marciales pueden tener una correcta orientación par practicar de forma saludable. Mis sinceras gracias por este importante trabajo par alas artes marciales y el budo. Osu!

Kyokushin WKB CEO, Kancho Pedro Roiz

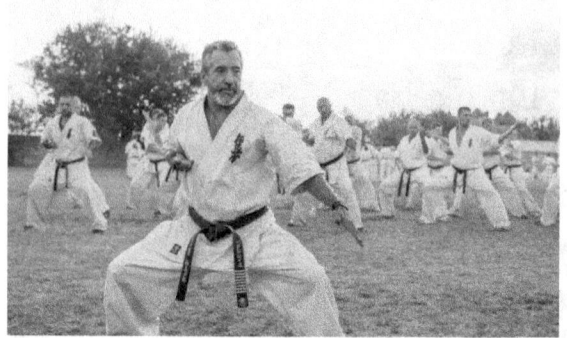

Es este un libro bien recibido en la Comunidad Marcial, especialmente por mí. Y la recomendación de su lectura me parece un deber ineludible con todos ellos. Posiblemente sea el mejor libro científico de Artes Marciales, capaz de abrir nuevas puertas al conocimiento en la ejecución de las técnicas. A través de él comprenderemos aun más nuestro Arte Marcial Recorrer sus páginas nos va a proporcionar mejores fundamentos de trabajo para conseguir mayores resultados en nuestros atletas, y asimismo comprender mejor cómo funcionan las energías internas. Este exquisito trabajo es el resultado de años de exhaustivo trabajo, llevado a cabo con la preparación y el rigor científico de un médico, y las experiencias de primera mano de un artista marcial. Es el Dr.Takuya Futaesaku un enamorado de estas artes, y su insaciable sed de investigación le ha llevado a contactar con reputados maestros, con los que ha trabajado intensamente en el estudio del movimiento. El Dr.Takuya no es solo un científico con suficientes conocimientos básicos de anatomía, fisiología …… para llevar a cabo esta labor de profundización. Él es además "uno de los nuestros", capaz de abordar este estudio desde nuestra perspectiva, desde los conocimientos de un artista marcial. Y es precisamente esta visión la que hace que su análisis sea mucho más ajustado a nuestra demanda. Desde estas líneas y desde el gran afecto que le profeso, quiero mostrar mi más sincera admiración por este magnífico trabajo y desear al Dr.Takuya Futaesaku todo el éxito que merece, y que ese gesto limpio permanezca siempre en su rostro. Osu !!!

Legenda del MMA y Campeón Mundial de pulsos
Gary Goodridge

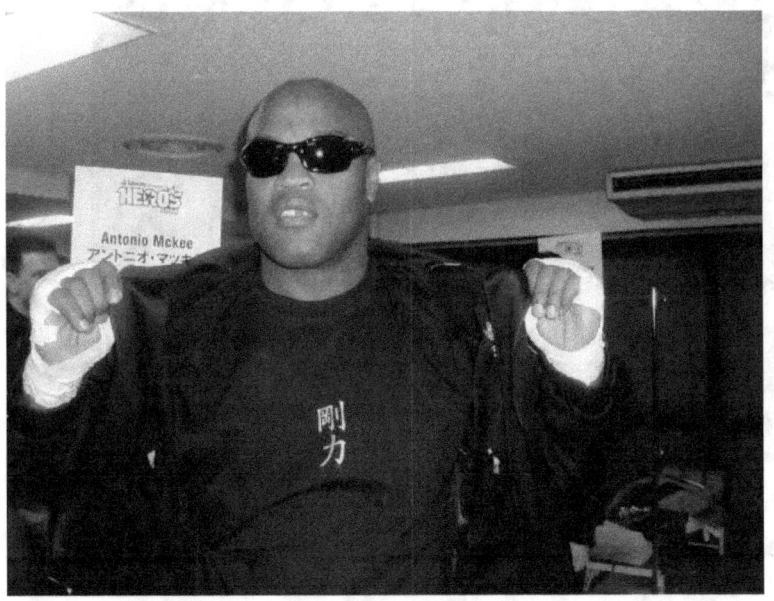

Dr. F era el médico de mi equipo cuando yo fui peleador profesional por unos años. Trabajó en mi esquina en varias ocasiones. Yo estoy seguro que él es más que competente para hacer cualquier trabajo para ayudar en las artes marciales mixtas y cualquier organización de peleas.

Kyokushin Kan Costa Rica, Mauricio Carranza

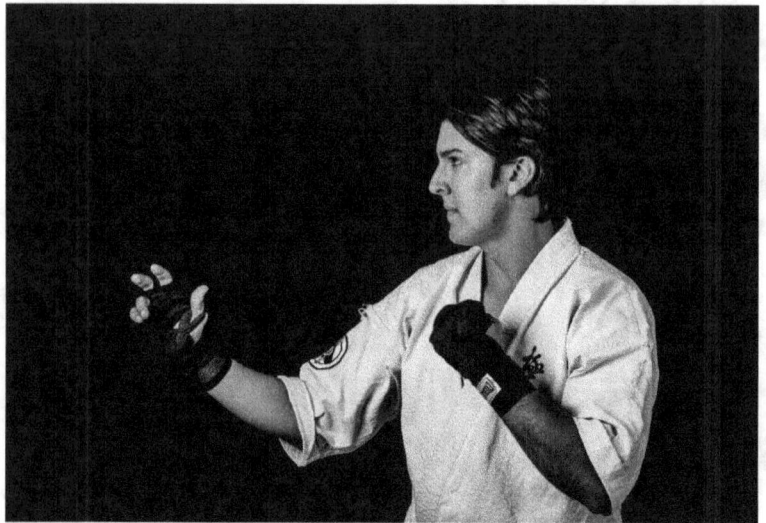

Las tecnicas expuestas en el libro del Dr Futaesaku han aclarado muchas dudas y brindado muchas respuestas que siempre tuve. He viajado por el mundo entrenando con los mejores maestros, he aprendido diferentes tecnicas que al mezclarse con las enseñanzas de Dr F cobran otra sentido mas logico y simple. Este libro lo recomiendo a cualquier practicante de artes marciales de contacto. No importa el nivel del estudiante ya que desde un principiante hasta un maestro van a beneficiarse mucho de este libro.

Kyokushin WKB Chile
Shihan Alejandro Valdivia

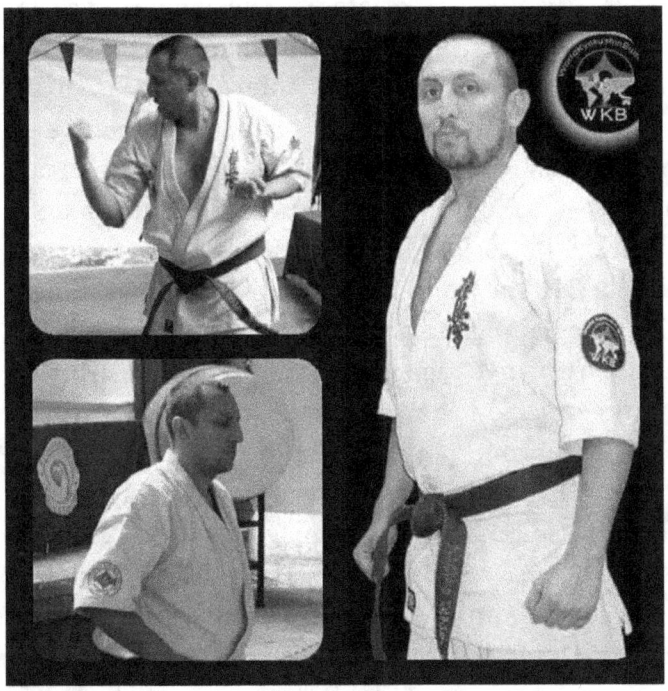

Recomiendo el libro se sensei takuya un estudioso de las artes marciales y que atraves de la.ciencia nos ayudara mucho a mejorar y aclarar dudas , nos aportara en muchos conceptos como la tecnificacion , mejorar nuestro rendimiento fisico y saber utilizar mejor nuestro cuerpo, personalmente admiramos mucho a sensei takuya en su visita a chile nos aporto grandes conocimientos y fue un seminario increible. Esperamos seguir contando con sensei takuya y como maestro de karate kyokushin nos sentimos priviligiados de haber contado con el en chile y que a sido un gran aporte para nuestros estudiantes Shihan alejandro valdivia C negro 6 dan internacional Branch chief chile y sudamerica de la

Takuya Futaesaku (a.k.a "Dr.F")

Takuya Futaesaku (conocido como "Dr.F") es un médico especialista en Medicina Deportiva de Japón, famoso por su trabajo apoyando a muchos atletas profesionales de los deportes de contacto como Karate, Muay Thai, Kickboxing, y MMA. El Dr. F desarrolló un gran interés en las artes marciales desde que era un niño. Inició sus entrenamientos en Karate de contacto pleno y se convirtió en instructor de Karate durante sus años de colegio. Mientras estudiaba medicina en la Universidad de Kochi (Kochi Medical School) su entusiasmo por el combate lo llevó a aplicar sus conocimientos médicos (anatomía, kinesiología, cinética, etc.) y usando el término "Fightology" agrupó su investigación médica a los deportes de combate. Su aproximación de las ciencias médicas a los deportes de pelea es un concepto novedoso y muy excitante, que ha atraído la atención de artistas marciales y entusiastas en todo el mundo. Sus seminarios "Fightology" se han dado en Australia, Europa, Chile, Costa Rica, y Hong Kong, han sido muy populares y le han otorgado el reconocimiento de ser un verdadero innovador en los deportes de combate.

Aparte de sus seminarios de "Fightology" ha contribuido en varias revistas deportivas japonesas como Ironman magazine, Full Contact Karate, Coaching Clinic y mas recientemente Fight and Life magazine. Además es el autor del "Fighting Sports for Juniors", "Medical Science Of Fighting Sports" "Self improving Training learning from Top Fighters" y productor de los DVD´s "The Anatomy of Knockout Vol 1&2", y "The Kinematics of Fighting Sports Vol.1 al 7, todos sus trabajos calificados con 5 estrellas en Amazon Japón.

Hoy el Dr. F continúa desarrollando "Fightology" por medio del conocimiento médico, la investigación, y la pasión. Su meta es aumentar el nivel de los entusiastas de los deportes de combate de todo el mundo. También es reconocido como el médico del tour musical, dio apoyo a la familia Prince, George Clinton & P-funk, Tower Of Power, Candy Dulfer, y otros artistas profesionales. Su libro sobre Prince "Words Of Prince" es además un Best Seller en Japón.

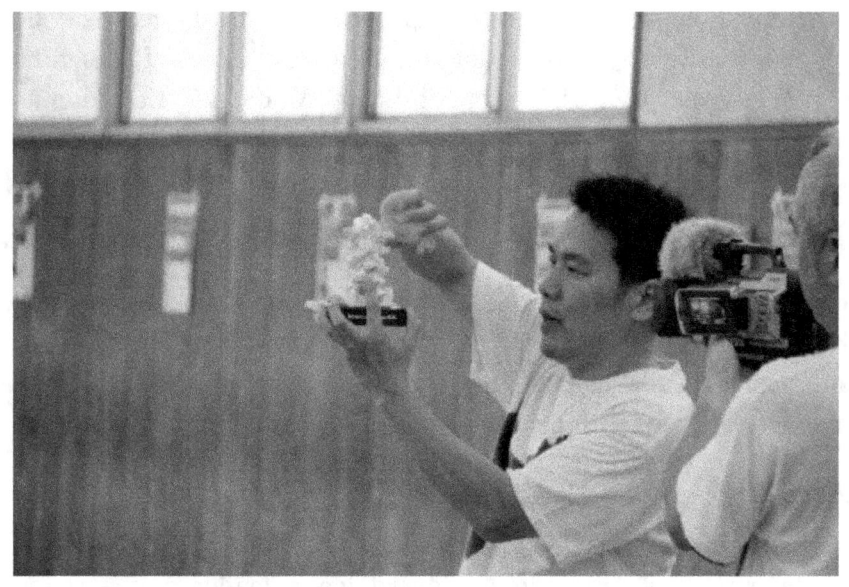

＜ Contact & Booking ＞

No Karate No Life official page
https://www.facebook.com/nokaratenolife

Facebook
https://www.facebook.com/takuya.futaesaku

Instagram
https://www.instagram.com/takuyafutaesaku/

El traductor
Dr. MOISÉS FALLAS WAHRMANN

El Dr. Fallas Wahrmann es Médico en Costa Rica, especialista en Medicina Interna y Master en Fisiología del Ejercicio, es miembro de la Asociación Costarricense de Medicina Interna, Fellow del American College of Physicians (FACP) y de la Society of Fighting Medicine. Es además profesor del sistema de posgrado de Medicina Interna de la Universidad de Costa Rica y junto a un grupo selecto de colegas son pioneros en el desarrollo del Ultrasonido en el Punto de Atención (POCUS) en el país. La primera vez que escuché sobre Fightology fue en un seminario impartido en Costa Rica por el Dr. Takuya Futaesaku (Dr. F) y quedé muy impresionado de la simbiosis creada por el Sensei Futaesaku entre la ciencia médica y las artes marciales, sus enseñanzas venían a llenar ese vacío entre el entrenamiento tradicional empírico y la fisiología / biomecánica aplicados a los deportes del combate. Fightology se trata de expandir el conocimiento fundamentado en la ciencia y la evidencia entre los peleadores y artistas marciales para mejorar su entrenamiento, hacer más efectiva su carrera deportiva y mejorar la salud del deportista. En este libro, Qué es el K.O.?, se explica en palabras libres de tecnicismos la mecánica del nocaut y las diferentes formas de tener la superioridad durante el combate, se trata de explicar la fisiología y el movimiento para lectores no involucrados en el ámbito de las ciencias y que puedan experimentar con entendimiento cómo llevar al máximo nivel su arte de combate. Este libro y la serie de obras y videos publicados por el Dr. F son indispensables en el estudio serio de las artes marciales y deportes de contacto, y abren la puerta a un futuro lejos del misticismo que por décadas han rodeado las artes marciales, orientando el camino hacia el entrenamiento basado en el conocimiento científico.

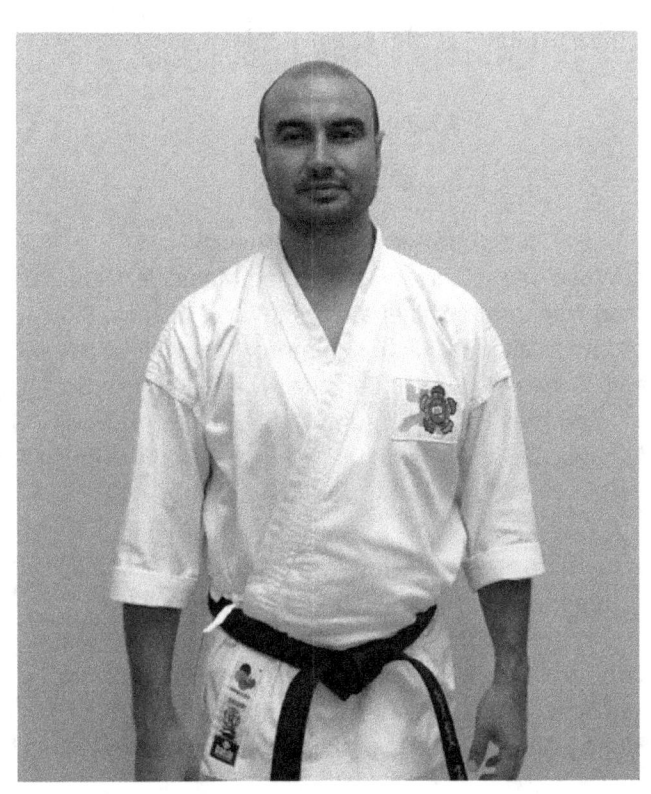

<Modelos de fotos>

Takachika Nishimura/Shinshin Kaikan
Tsunemitsu Yoshida/BreakTrough
Akira Ishikawa/Kyokushin
Yoshitaka Matsubara/Matsubara Dojo
Shihan Daniel Sanchez/Kyokushin WKB
Nariaki Shimokozuru/Kounjyuku

<Ilustraciones>

Saiko Sugawara

<Agradecimiento especial a:>

Fightology World Team/Society Of Fighting Medicine/Fight &Life/Quest/
Katsuo Yamamoto/Shigeharu Shinohara/Shouichi Sirakawa/
Ademir da Costa/Kiichi Kunimoto/Kancho Pedro Roiz/
Daniel Sanhez/Mauricio Carranza/Mario Roberto Bolaños/
Stenisiav Fomin/Akeomi Nitta/Zaira Perez Ruiz/
Koji Yamaguchi/Shuhei Tomihari/Makoto Niwano/Hiroshi Tazoe/
Masataka Hara/Shoji Sugimori

<Agradecimiento especial a:>

Candy Dulfer/Tower Of Power/P-Funk All Stars/
Arrested Development/Sheila E/Ace Baker/
John & Yariza Blackwell/Rad/Nik West/Rhonda Smith/
Greg Boyer/Andy Ninvale/Marva King/Tony M/Mr.Hayes/
Paul Peterson/Eric Leeds/The NPG/Cassandra O Neil/Lenka Paris/

<El traductor>

English → Spanish
Dr. MOISÉS FALLAS WAHRMANN

Nota : No utilice la técnica y el conocimiento para infringir daño a las personas. Este libro es sólo para peleadores adultos en competiciones formales, con el permiso de un médico.

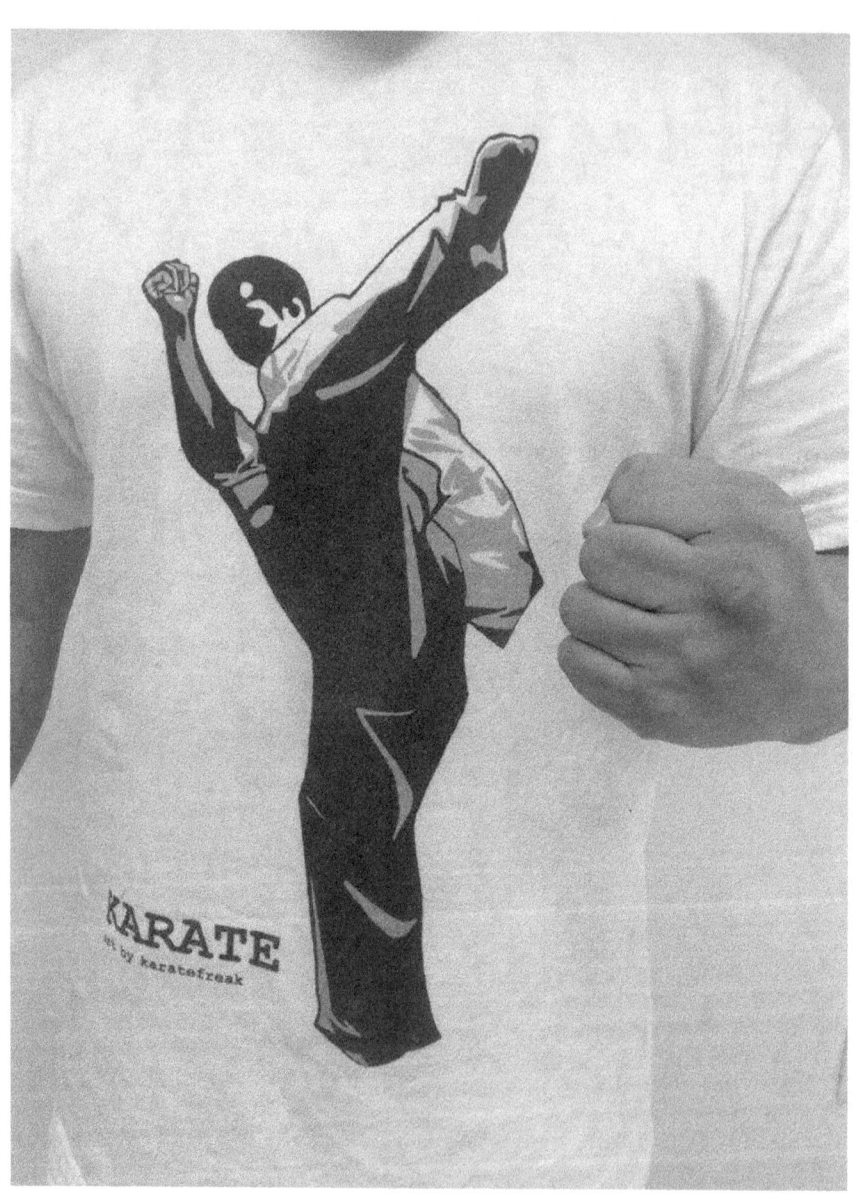

ありがとうございました。
Muchas gracias

押忍
Dr. F
2017

www.ingramcontent.com/pod-product-compliance
Lightning Source LLC
Chambersburg PA
CBHW071314220526
45468CB00001B/369